SOCIÉTÉ FRANÇAISE D'OPHTALMOLOGIE

CONGRÈS DE 1893

RAPPORT

SUR LE

TRAITEMENT DU STRABISME

PAR

Le Dr H. PARINAUD

PARIS

G. STEINHEIL, ÉDITEUR

2, RUE CASIMIR-DELAVIGNE, 2

1893

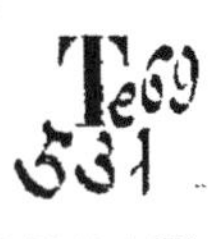

SOCIÉTÉ FRANÇAISE D'OPHTALMOLOGIE

CONGRÈS DE 1893

RAPPORT

SUR LE

TRAITEMENT DU STRABISME

PAR

Le Dr H. PARINAUD

PARIS

G. STEINHEIL, ÉDITEUR

2, RUE CASIMIR-DELAVIGNE, 2

1893

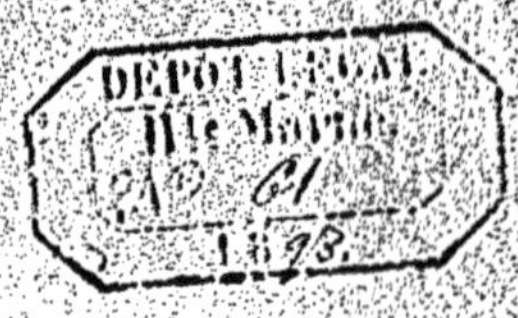

SOCIÉTÉ FRANÇAISE D'OPHTALMOLOGIE

CONGRÈS DE 1893

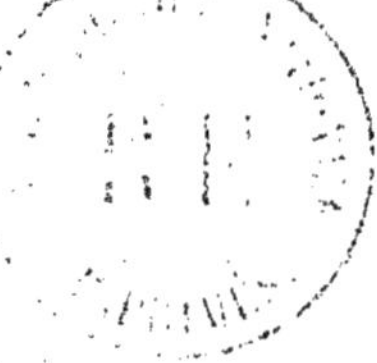

RAPPORT

SUR LE

TRAITEMENT DU STRABISME

par le D' H. PARINAUD

Il serait intéressant d'établir ce qui revient à l'empirisme dans les progrès réalisés en thérapeutique ; on verrait que sa part est immense. Cependant un traitement ne peut être appliqué avec sûreté que si nous connaissons la nature de la maladie et le mode d'action des moyens que nous lui opposons.

Je crois avoir démontré (1) que nous avons eu jusqu'ici une conception fausse du strabisme. Cela n'empêche pas que depuis Dieffenbach, Jules Guérin, de Græfe, depuis les travaux de Donders, de Javal et de tant d'autres, on ait soigné le strabisme avec plus ou moins de succès. Nous avons en effet à notre disposition plusieurs modes de traitement. Nous avons des moyens optiques, nous avons des procédés opératoires. Mais nous les employons sans assurance, sans certitude du résultat. Tel moyen réussit chez un strabique qui échoue chez un autre sans que nous sachions trop pourquoi. Une ténoto-

<hr>

(1) *Annales d'oculistique.* Livraisons de sept. oct. nov. 1891, mars 1892.

mie pratiquée pour un même degré de déviation et dans des conditions en apparence semblables, produit des résultats différents, sans qu'on donne la raison de cette différence. Ajoutons que les résultats éloignés d'une opération viennent souvent détruire notre satisfaction de la première heure. Aussi, malgré la prétention plusieurs fois affirmée de réduire le traitement du strabisme aux proportions d'un simple problème de mécanique et de doser à volonté l'effet opératoire, la question est toujours renaissante, on modifie incessamment les procédés. C'est « un piétinement sur place depuis vingt-cinq ans » dit de Wecker dans un travail récent (1), et même depuis plus longtemps.

On ne sera pas surpris de cette incertitude quand on sera éclairé sur la nature du strabisme, sur la diversité des influences qui interviennent ; quand on aura pu se convaincre que, dans l'application de nos procédés de traitement, nous faisons souvent autre chose que ce que nous pensons. Par la ténotomie, par exemple, qui est notre grande ressource, nous croyons remédier à une disproportion de longueur des muscles, lever un obstacle mécanique, alors que, le plus souvent, il s'agit d'un simple trouble d'innervation de la convergence, la cause de la déviation n'étant pas dans les muscles mais dans le cerveau.

Il faudrait d'ailleurs préciser ce que l'on entend par guérison du strabisme. Ce traitement, en effet, nous apparaît comme une chose facile ou difficile suivant le but que l'on poursuit. Il n'est pas bien difficile de ramener les axes optiques au parallélisme au moins apparent ; une, quelquefois deux opérations y suffisent généralement. Mais si l'on se préoccupe d'obtenir ce résultat en détériorant le moins possible l'appareil visuel, en conservant l'harmonie des mouvements associés si nécessaire à son fonctionnement, si au lieu de ne voir que l'effet immédiat de l'opération on se préoccupe de l'avenir, à plus forte raison si l'on poursuit le rétablissement de la vision binoculaire, qui seule assure une guérison parfaite, la question change de face et le traitement du strabisme devient une des parties les plus délicates de la thérapeutique oculaire.

(1) De Wecker, Les opérations modernes du strabisme. *Archiv. d'opht.*, janvier 1893, p. 3.

Si nous voulons établir un traitement rationnel du strabisme, il faut avant tout nous faire une idée exacte de sa nature, il faut déterminer les facteurs pathologiques que nous avons à combattre et mettre en regard le mode d'action des moyens que nous leur opposons. C'est ce que je tenterai de faire dans ce travail. Je ne me dissimule pas que la tâche est difficile. Elle est difficile en elle-même, car le strabisme est une affection autrement complexe qu'on le suppose généralement. Elle est surtout difficile à cause des préjugés contre lesquels j'aurai à lutter, à cause de cette erreur fondamentale qui nous a fait identifier le strabisme avec un trouble musculaire, erreur accréditée par plusieurs maîtres de l'ophtalmologie et entretenue par les résultats mal interprétés de la ténotomie. La question se simplifierait immédiatement si nous n'avions pas le jugement faussé par la tradition. Je demande donc à mes confrères d'oublier cette tradition, ne fut-ce que pour quelques heures, et d'aborder la question du traitement du strabisme en toute liberté d'esprit.

APERÇU ÉTIOLOGIQUE.

J'ai étudié longuement, quoique d'une manière encore incomplète, la pathogénie du strabisme. Ce rapport n'aura toute sa signification que pour ceux qui auront bien voulu se donner la peine de lire mes publications sur ce sujet. Je ne puis ici que résumer cette étude sous forme de propositions, en mettant surtout en relief les faits qui nous intéressent au point de vue du traitement.

Je définis le strabisme concomitant, qui seul doit nous occuper ici : Un vice de développement de l'appareil visuel dont le principal symptôme est l'impossibilité de faire converger les deux yeux sur l'objet fixé.

Le vice du développement porte à la fois sur la partie motrice et sur la partie sensorielle de cet appareil.

Il faut distinguer les causes initiales du strabisme des modifications secondaires. Par causes initiales j'entends celles qui déterminent la déviation, par modifications secondaires, celles qui sont produites par elle. Quoique produites par la déviation, ces modifications secondaires contribuent à l'entretenir.

Le strabisme au début n'est pas un trouble musculaire mais un trouble de l'innervation de convergence. Ce trouble n'a pas son siège dans l'œil mais dans le cerveau. Les causes diverses qui interviennent pour déterminer la déviation agissent donc en modifiant l'innervation de convergence. Ces causes sont de deux ordres, cérébrales et oculaires.

Les causes cérébrales sont les maladies nerveuses de la première enfance dont beaucoup se manifestent par les convulsions, les vices héréditaires de développement cérébral se traduisant par une mauvaise aptitude à la vision binoculaire. Nous n'avons guère d'action sur cet ordre de causes, leur importance au point de vue du traitement est donc restreint.

Les causes oculaires de beaucoup les plus importantes sont, d'une manière générale, toutes celles qui entravent la vision binoculaire dès l'enfance, c'est-à-dire avant que l'appareil cérébral de vision binoculaire soit bien développé. Si l'on excepte quelques influences accessoires, elles forment deux groupes comprenant, d'une part les vices de réfraction, d'autre part tout ce qui altère l'acuité visuelle, surtout d'une manière inégale dans les deux yeux.

La convergence, dans l'état normal, est déterminée par deux facteurs essentiels, l'accommodation et le fusionnement. Les causes oculaires agissent sur la convergence par ces deux intermédiaires. En vertu des relations physiologiques qui unissent ces trois actes de la vision binoculaire, l'altération de l'un d'eux peut réagir sur le développement des autres et sur l'appareil tout entier.

Les vices de réfraction agissent sur la convergence surtout par l'intermédiaire de l'accommodation, mais ils interviennent aussi en diminuant la tendance au fusionnement lorsque la réfraction est inégale dans les deux yeux, lorsque l'astigmatisme réduit l'acuité visuelle, lorsque, du fait de l'amétropie excessive, la vision binoculaire est difficile ou même matériellement impossible. Ce double mode d'action explique l'influence prépondérante des vices de réfraction sur le développement du strabisme.

Le rôle de l'accommodation est plus important dans le strabisme convergent, caractérisé par une sorte de contracture de la convergence, celui du défaut de fusionnement domine dans le strabisme divergent, caractérisé par le relâchement progressif de l'innervation de convergence.

Les causes oculaires autres que l'amétropie telles que les taies de la cornée, l'amblyopie congénitale, etc., agissent exclusivement en diminuant la tendance au fusionnement.

C'est autour de ces trois faits, la *convergence*, l'*accommodation*, le *fusionnement*, que roule toute la pathogénie du strabisme envisagé dans ses causes initiales.

Le strabisme au début est donc caractérisé par un trouble de l'innervation de convergence. Le trouble nerveux est tantôt passager, tantôt définitif. Le strabisme, en effet, peut guérir soit spontanément, soit par le traitement optique, lorsque ce traitement a de l'action sur les causes qui déterminent la déviation et lorsqu'il est appliqué avant que des transformations définitives se soient produites dans l'appareil visuel. Mais, lorsque le strabisme est fixe, ces transformations que je qualifie de modifications secondaires, se produisent tôt ou tard, à des degrés variables, dépendant de la fixité de la déviation, de sa durée et de son développement plus ou moins rapproché de la naissance.

Ces modifications secondaires portent sur l'appareil moteur et sur l'appareil sensoriel de vision binoculaire.

Sur l'appareil moteur on observe : un changement plus ou moins définitif des rapports qui unissent la convergence et l'accommodation, comme dans le strabisme divergent des myopes, ou, au contraire, la consolidation des rapports normaux qui, pour ne s'être pas modifiés en s'adaptant à la vision de l'œil hypermétrope, entretiennent la déviation après l'avoir provoquée. L'altération plus ou moins profonde de l'innervation de convergence pouvant aller jusqu'à son abolition absolue et définitive. Cette altération s'accuse par l'affaiblissement, puis par la disparition complète de la synergie de convergence de l'œil dévié, qui ne s'observe pas seulement dans le strabisme divergent, mais aussi dans le strabisme convergent ancien. Ces deux ordres de modifications peuvent entretenir indéfiniment la déviation sans qu'elle cesse de présenter les caractères d'un trouble nerveux.

Il n'est pas habituel cependant que le strabisme reste à l'état de simple trouble nerveux. Il se produit dans les tissus qui environnent le globe de l'œil des modifications d'un autre ordre caractérisées par la rétraction des parties fibreuses, de la capsule de Tenon ou de ses émanations, par le raccourcissement de certains muscles et l'allongement de leurs antagonistes. Ces transformations anatomiques se produisent en vertu d'une loi générale d'après laquelle, lorsqu'un organe affecte dès l'enfance une position vicieuse, les tissus voisins se modifient pour s'adapter à cette position.

Les phénomènes de rétraction ou d'allongement des tissus périoculaires se traduisent par l'altération du champ de regard qui permet d'en reconnaître l'existence et d'en apprécier l'étendue.

Ces modifications anatomiques, en substituant leur influence à celle des causes initiales, changent profondément les caractères de l'affection, surtout au point de vue du traitement.

Sur l'appareil sensoriel, les modifications secondaires se traduisent par l'amblyopie de l'œil dévié et par un changement des rapports qui unissent les deux rétines aux centres visuels intéressant directement la vision binoculaire.

L'amblyopie de l'œil dévié se produit toutes les fois que le strabisme est fixe et monolatéral. C'est une règle qui comporte bien peu d'exceptions. L'amblyopie est, en général, d'autant plus prononcée que le début du strabisme est plus rapproché de la naissance.

L'altération des connexions qui unissent les deux rétines aux centres visuels se manifeste par la neutralisation de l'image de l'œil dévié, par un changement dans les rapports qui unissent les deux rétines entre elles, connues sous le nom de points correspondants ou identiques, par un nouveau mode de projection des images, par les modifications du champ visuel binoculaire.

La neutralisation de l'image de l'œil dévié, qui nous intéresse spécialement, exprime plus particulièrement l'altération des connexions nerveuses préposées au fusionnement. J'ai dit que la faible tendance au fusionnement, quelle qu'en fut l'origine, était une des causes de strabisme. Inversement, la déviation strabique altère rapidement cette fonction jusqu'à l'abolie souvent d'une manière définitive.

Bien que l'amblyopie de l'œil strabique soit une cause de défaut de fusionnement, les deux ordres de fait n'en sont pas moins distincts. Un certain degré d'amblyopie ne s'oppose pas au rétablissement de la vision binoculaire. D'autre part, le pouvoir de fusionner peut être aboli sans qu'il y ait d'amblyopie, comme cela s'observe fréquemment après la correction du strabisme alternant.

Les différents troubles visuels des strabiques ne sont pas de nature psychique, ils ont leur cause dans le vice de développement anatomique de l'appareil sensoriel.

En résumé, lorsque nous avons à soigner un strabisme, nous pouvons nous trouver en présence de six facteurs pathologiques qui ont provoqué la déviation, qui l'entretiennent ou qui s'opposent au rétablissement de la vision binoculaire, ce sont :

1° L'influence de l'accommodation par excès ou par défaut ;
2° L'influence du défaut de fusionnement ;
3° L'altération plus ou moins définitive de l'innervation de convergence ;
4° La rétraction de l'aponévrose fibreuse ;
5° Les modifications secondaires des muscles ;
6° Les modifications de l'appareil sensoriel.

C'est la combinaison de ces diverses influences qui fait la grande variété des strabismes et la difficulté de leur traitement. C'est à la lumière de ces faits qu'il faut étudier chaque mode de traitement, si nous voulons comprendre comment ils agissent et préciser leurs indications.

Les différents moyens de traitement du strabisme appartiennent à deux catégories bien distinctes qui constituent le *traitement optique ou fonctionnel* et le *traitement chirurgical*.

Nous étudierons chacun des procédés qui se rapportent à ces deux groupes, en cherchant à bien définir leur mode d'action, à expliquer pourquoi ils agissent dans certains cas, pourquoi ils sont sans effet chez d'autres sujets ; nous en signalerons les avantages et les inconvénients. Puis, dans un dernier chapitre, nous nous demanderons quels sont, parmi ces moyens thérapeutiques, ceux qui conviennent le mieux aux différentes formes cliniques du strabisme.

I

TRAITEMENT OPTIQUE OU FONCTIONNEL

Le traitement *optique* comprend différents procédés qui ne sont utiles qu'en facilitant, en régularisant, en sollicitant la vision binoculaire. Le nom générique qui leur conviendrait le mieux est celui de traitement *fonctionnel*. Celui de traitement *orthoptique* ou *orthopédique* n'a pas de sens bien défini, s'il implique une action sur les muscles il est faux.

Le traitement optique ou fonctionnel ne s'adresse naturellement qu'aux causes initiales du strabisme. J'ai dit que les causes oculaires produisent la déviation par deux intermédiaires, l'accommodation et le fusionnement. Les différents modes de traitement optique agissent par les mêmes intermédiaires. Ils forment donc deux catégories, *ceux qui agissent par l'intermédiaire de l'accommodation, ceux qui agissent par l'intermédiaire du fusionnement.*

PROCÉDÉS QUI AGISSENT PAR L'INTERMÉDIAIRE DE L'ACCOMMODATION.

Nous pouvons agir sur l'accommodation et par elle sur la convergence de deux manières, par les verres et les mydriatiques. Ce sont surtout les verres qui sont utiles comme moyen pratique de traitement. J'appellerai traitement dioptrique celui qui est basé sur l'usage des verres correcteurs de l'amétropie.

a) Strabisme convergent des hypermétropes.

Comment agissent les verres convexes et l'atropine dans cette forme de strabisme. — Le rôle de l'hypermétropie sur le développement du strabisme convergent a été nettement établi par Donders. S'il y a des réserves à faire sur l'interprétation du fait, si l'action de l'hypermétropie doit être secondée par d'autres influences, il n'est pas moins vrai que l'*effort accommodatif* intervient toujours dans la production du strabisme convergent, même, selon moi, dans celui qui n'est pas lié à l'hypermétropie.

La preuve de ce mécanisme nous est fournie directement par l'action des verres convexes, qui en diminuant l'effort accommodatif diminuent le degré du strabisme dans un grand nombre de cas, et même, chez certains sujets, produisent immédiatement un redressement complet des yeux. La même preuve nous est fournie par l'action de l'atropine qui, en paralysant l'accommodation peut produire le même résultat. Le mode d'action des verres sphériques et de l'atropine se trouve de la sorte clairement établi et concorde parfaitement avec la notion étiologique.

Règle à suivre dans le traitement dioptrique du strabisme convergent. — J'ai l'habitude d'instiller tout d'abord l'atropine, qui permet de déterminer plus exactement l'état de la réfraction et nous fournit un premier renseignement sur l'utilité du traitement optique. Les instillations devront être répétées sur les deux yeux, au moins pendant une huitaine de jours. Il arrive parfois que le strabisme s'exagère après les premières instillations. L'atropinisation devra être suffisamment complète et prolongée pour supprimer complètement l'effort accommodatif. Si les yeux se redressent sous l'action de l'atropine, c'est la preuve qu'il n'y a pas de réfraction, c'est aussi pour le médecin l'assurance presque certaine que le traitement optique sera efficace.

Les verres prescrits devront corriger l'hypermétropie totale et l'astigmatisme s'il y a lieu. Ils devront être portés constamment. Lorsque l'action des verres est lente ou insuffisante il est parfois utile de faire une surcorrection de 1 D. que les enfants supportent très bien.

Lorsque les yeux se sont redressés sous l'action de l'atropine, ils se redressent généralement aussi dans les premiers jours d'usage des verres, quand l'effet de l'atropine a complètement disparu. Il arrive cependant qu'un strabisme qui a cédé à l'action de l'atropine ne disparaisse pas immédiatement avec les verres sphériques, c'est ce qui a lieu en particulier quand il y a un peu d'astigmatisme dont on a cru devoir négliger la correction. L'inverse s'observe également, certains strabismes où l'atropine n'a pas donné de résultat se modifient assez rapidement avec les verres.

De ce que les verres ne donnent pas un résultat immédiat,

il ne faudrait pas conclure qu'ils seront inutiles. Même dans ce cas on peut obtenir une guérison définitive. Il arrive souvent que l'action des verres d'abord insuffisante ne se manifeste d'une manière bien appréciable qu'après quelques mois. Le sujet commence à moins loucher avec les verres, puis la déviation disparaît tout en continuant à se reproduire quand les lunettes sont enlevées. Finalement le strabisme ne se reproduit pas malgré la suppression des lunettes. Cette guérison définitive est quelquefois assez longue à obtenir. Elle s'accuse souvent d'une manière rapide au moment de la croissance.

Pour comprendre l'action lente des verres, il faut tenir compte de l'évolution naturelle du strabisme convergent qui tend à diminuer avec l'âge et même à guérir spontanément, comme de Wecker l'a depuis longtemps remarqué, quand les rétractions fibreuses n'ont pas eu le temps de se produire. Les verres, alors même qu'ils ne donnent pas de résultat immédiat, favorisent cette tendance naturelle à la guérison.

L'atropine spécialement recommandée par Green (1) et Boucheron (2) ne saurait remplacer l'usage des verres, si ce n'est dans un petit nombre de cas. Le traitement optique en effet est généralement long et il n'est pas possible de faire usage de l'atropine pendant des mois et même des années. En dehors de l'intolérance qui peut s'établir, la suppression prolongée de la fonction visuelle pour la vision rapprochée n'est pas sans inconvénient. L'atropine n'est donc qu'un auxiliaire du traitement dioptrique. Elle trouve cependant une indication spéciale chez les tous jeunes enfants qui ne peuvent pas porter de lunettes. Les instillations faites pendant une quinzaine de jours, à intervalles plus ou moins éloignés, pourront empêcher un strabisme périodique de se transformer en strabisme fixe. Ces mêmes instillations faites sur un seul œil permettront quelquefois de transformer un strabisme monolatéral en strabisme alternant et de prévenir ainsi le développement de l'amblyopie.

(1) GREEN, Du traitement du strabisme convergent par l'accommodation. *Société oph'alm. américaine*, 1870.
(2) BOUCHERON, De la cure du strabisme intermittent par les mydriatiques ou les myatiques. *Archiv. d'opht.*, janv. 1882.

Je n'ai aucune expérience sur l'utilité de l'ésérine recommandée par Ulrich.

Pourquoi les verres convexes et l'atropine n'agissent pas dans tous les cas de strabisme convergent hypermétropique. — Il y a à cela deux raisons. La première vient de ce que l'hypermétropie n'est pas le seul facteur du strabisme convergent, même chez les hypermétropes. Lorsque c'est une taie de la cornée où les influences cérébrales qui ont le rôle prépondérant et l'hypermétropie le rôle secondaire, il n'y a rien d'étonnant à ce que l'on n'obtienne que peu ou pas de résultat. Il y a plus encore, dans les cas de ce genre, l'atropine, par l'éblouissement qu'elle produit, exagère quelquefois la déviation.

Mais la cause la plus générale de l'insuffisance du traitement dioptrique vient de ce que les modifications secondaires sont trop avancées. Un agent qui ne s'adresse qu'à une cause initiale du strabisme ne peut avoir d'action directe sur l'altération plus ou moins définitive de l'innervation de convergence, et, à plus forte raison, sur la rétraction des tissus périoculaires. C'est pour cela que les verres sont d'autant plus efficaces que le strabisme est moins ancien.

b) *Strabisme divergent des myopes.*

Il semble, au premier abord, qu'en agissant sur l'accommodation à l'aide des verres concaves, nous devions modifier aussi facilement le strabisme divergent des myopes, que le strabisme convergent des hypermétropes à l'aide de verres convexes. Il n'en est rien. Autant le traitement dioptrique est utile dans le strabisme convergent autant il l'est peu dans le strabisme divergent. Il y a plusieurs causes qui font que le traitement dioptrique est peu efficace.

La première vient de ce que les rapports de la convergue et de l'accommodation ont un rôle moins important dans la pathogénie du strabisme divergent que dans celle du strabisme convergent.

La seconde de ce que le strabisme divergent évolue lentement, qu'il est précédé par l'insuffisance de convergence, quelquefois congénitale, et que les modifications secondaires,

l'altération de l'innervation de convergence, existent déjà
quand le strabisme se caractérise.

La troisième cause du peu d'efficacité du traitement dioptrique dans le strabisme divergent des myopes est aussi la
plus importante. Elle vient de ce que nous ne sommes pas se-
condés par l'évolution naturelle du strabisme divergent qui, à
l'inverse du convergent, n'a pas de tendance à diminuer avec
le temps.

Je viens de dire que les rapports de la convergence et de
l'accommodation ont une importance bien moindre dans la
production du strabisme divergent que dans celle du strabisme convergent. Donders, qui leur accorde un rôle presque absolu dans la pathogénie du strabisme convergent hypermétropique, va même jusqu'à en récuser complètement l'influence
dans celle du strabisme divergent myopique. Il est vrai qu'en
envisageant ces rapports comme il le fait, cette influence est
difficilement explicable, car le strabisme divergent des myopes
est l'expression d'une dissociation absolue de ces rapports. Le
rôle de la synergie de la convergence et de l'accommodation est cependant positif dans le strabisme divergent des
myopes. Il n'est pas douteux que le peu d'usage que les myopes font de leur accommodation ne soit une des causes du relâchement progressif de l'innervation de convergence qui
caractérise le strabisme divergent. Il est également certain
que lorsque nous assistons au développement de l'insuffisance
de convergence, accompagnant celui de la myopie, les verres
concaves sont utiles. Il ne faut pas craindre dans les cas de
ce genre de faire la correction totale, qui loin d'avoir une influence funeste sur le développement de la myopie, m'a semblé au contraire utile.

c) *Strabisme convergent des myopes.*

On observe quelquefois le strabisme convergent avec la
myopie et, chose curieuse, les verres concaves diminuent généralement l'excès de convergence dans les cas de ce genre,
du moins pour la fixation à distance, alors que, par l'effort
d'accommodation qu'ils imposent, ils devraient au contraire
l'augmenter.

Pour comprendre cette action paradoxale des verres, il faut

se reporter à l'interprétation que j'ai donnée de cette forme de strabisme. Si les rapports de la convergence et de l'accommodation étaient une chose aussi fixe qu'on le suppose, généralement, tous les myopes d'un certain degré devraient avoir du strabisme convergent, parce que le déplacement vers ! sujet du champ d'accommodation qui caractérise la myopie entraînant celui de la convergence, il arriverait au moment où le punctum remotum de convergence, au lieu d'être négatif ou de se trouver à l'infini, serait à une distance limitée, plus ou moins près du sujet, et le strabisme convergent serait constitué. C'est le contraire qui a lieu généralement chez les myopes, qui sont plutôt disposés au strabisme divergent et chez lesquels on voit le champ d'accommodation et le champ de convergence se déplacer en sens inverse. Mais ce qui ne se produit pas habituellement peut se produire quelquefois et c'est ainsi qu'on peut expliquer le strabisme convergent des myopes, qui présente d'ailleurs ce caractère de s'accuser dans la fixation à distance et de diminuer dans la fixation rapprochée, contrairement à celui des hypermétropes. Cela admis, on s'explique très bien que, dans cette forme de strabisme, les verres concaves en éloignant le punctum remotum d'accommodation éloignent aussi celui de convergence et, de la sorte, modifient heureusement le strabisme convergent.

J'ai fait remarquer que pour comprendre le rôle de l'accommodation et de la convergence, dans les différentes formes de strabisme, il fallait distinguer les relations dynamiques des relations statiques de ces deux forces, c'est-à-dire la synergie d'action qui les unit de leurs rapports à l'état de repos. Dans le strabisme convergent des hypermétropes, les verres convexes agissent en vertu des relations dynamiques, en diminuant l'effort accommodatif, nous diminuons l'effort de convergence. Dans le strabisme convergent des myopes les verres concaves s'adressent à l'état statique ; c'est pour cela qu'ils modifient l'excès de convergence surtout pour la fixation à distance, c'est-à-dire à l'état de repos.

Procédés qui agissent par l'intermédiaire du fusionnement.

Ils sont de deux ordres. Les uns agissent en facilitant la vision binoculaire, les autres en sollicitant artificiellement cette même vision binoculaire.

a) Procédés qui agissent en facilitant la vision binoculaire.

Les causes oculaires du strabisme qui n'agissent pas par l'intermédiaire de l'accommodation agissent par l'intermédiaire du fusionnement. Tout obstacle à la vision binoculaire existant dès l'enfance peut, de cette façon, devenir une cause de strabisme. Les plus ordinaires sont la mauvaise acuité de l'un ou des deux yeux et les obstacles créés par l'amétropie excessive.

La mauvaise acuité peut avoir pour cause une taie de la cornée, une lésion quelconque des milieux ou des membranes profondes. Il faut y remédier dans la mesure du possible.

L'astigmatisme peut aussi être une cause de mauvaise acuité à laquelle il nous est plus facile de remédier. Les verres correcteurs peuvent, dans ce cas, avoir un double rôle et agir à la fois par l'intermédiaire de l'accommodation et par celui du fusionnement. Malheureusement cette correction n'est possible qu'à un certain âge et elle n'est guère utile que dans les strabismes qui se développent après trois ou quatre ans.

L'amétropie qui agit surtout par l'intermédiaire de l'accommodation, qui agit aussi, dans certains cas, par l'intermédiaire du fusionnement en réduisant l'acuité visuelle, peut encore intervenir d'une autre manière dans la production du strabisme. Cette troisième manière c'est l'impossibilité matérielle de voir binoculairement dans les degrés élevés de myopie ou d'hypermétropie. C'est surtout dans la myopie excessive que ce rôle devient manifeste. Lorsque le punctum remotum d'accommodation se trouve plus rapproché que le punctum proximum de convergence, l'individu est dans l'impossibilité absolue de voir distinctement et binoculairement. Les verres concaves, en dehors de l'action favorable qu'ils peuvent avoir sur l'accommodation, sont surtout indiqués ici pour reculer le punctum remotum d'accommodation et reporter le champ d'accommodation dans celui de la convergence. Leur usage est incontestablement très utile quand nous assistons au développement de cet ordre de choses.

Dans l'anisométropie, nous facilitons la vision binoculaire en égalisant la réfraction dans les deux yeux. Un garçon de 14 ans se présente pour un strabisme convergent de l'œil droit de 30°. Cet œil droit a une myopie de — 8 D. L'œil gauche est atteint d'un degré léger de H = + 0,5. Après un an, le strabisme avait complètement disparu par la correction de l'anisométropie. Cette action d'un verre négatif aussi fort sur un œil atteint de strabisme convergent ne peut s'expliquer que par l'égalisation de la réfraction qui a facilité le rétablissement de la vision binoculaire.

Les prismes portés en lunettes dont l'usage a été recommandé par de Graefe et Javal agissent aussi de la même façon. Ce n'est pas par la gymnastique qu'ils imposent aux muscles qu'ils sont utiles, mais en facilitant la vision binoculaire et en favorisant ainsi le développement régulier de l'innervation de convergence.

Au début du strabisme divergent myopique, les prismes à base nazale combinés avec les verres concaves peuvent rendre quelques services. Dans le strabisme convergent, il est également utile, dans quelques cas, d'associer les verres convexes aux prismes à base temporale. Pendant que les verres convexes relâchent l'accommodation et la convergence, les prismes ont une action favorable sur le fusionnement en déplaçant l'image rétinienne. Sans doute l'action déviatrice des prismes que l'on peut porter ces lunettes est faible, comparée aux degrés de strabisme que nous avons ordinairement à combattre, mais il n'y a pas un rapport mathématique à établir entre la force réfringente des prismes et leur action sur la convergence. Ce qui est certain, c'est que par la combinaison de prismes et de verres sphériques on provoque facilement la diplopie chez certains sujets qui n'en accusent pas par les moyens habituels.

La combinaison des verres convexes avec les prismes à base temporale n'est autre que celle du stéréoscope ordinaire de Brewster. L'usage de pareilles lunettes a donc quelque analogie avec les exercices stéréoscopiques dont nous allons parler. Toutefois il ne faudrait pas identifier l'action des lunettes prismatiques qui facilitent la vision binoculaire et les exercices stéréoscopiques proprement dits qui ont une action spéciale, celle de solliciter le fusionnement dans des conditions particulières qui ne sont pas celles de la vision naturelle.

c) Procédés qui agissent en sollicitant le fusionnement binoculaire.

Si l'on place un prisme sur l'un des yeux d'un individu jouissant de la vision binoculaire, de manière à provoquer la formation de deux images d'un objet sur des points non identiques de chaque rétine, on détermine immédiatement dans l'appareil musculaire des yeux des efforts qui tendent à fusionner les images artificiellement disjointes et à faire cesser une diplopie gênante. Mais c'est surtout sur l'innervation de convergence que l'excitation rétinienne agit. Nous pouvons neutraliser facilement la diplopie produite par un prisme à arête verticale, mais très difficilement celle produite par le même prisme à arête horizontale. Nous avons donc dans cette action des prismes un nouveau moyen d'agir sur la convergence.

On peut déterminer une réaction de même nature en faisant arriver sur chaque rétine, à l'aide du stéréoscope, l'image de deux objets semblables dont le fusionnement donnera l'impression d'un objet unique. Mais on peut en outre obtenir avec le même instrument une sollicitation particulière du fusionnement en se servant de deux images de perspective différente pouvant produire le *relief stéréoscopique*.

Supposons maintenant que chez un strabique, avec ou sans opération, on développe de la diplopie sans que cependant il parvienne à fusionner les images et à jouir de la vision binoculaire. On comprend très bien, que par les sollicitations dont nous venons de parler, par l'usage du stéréoscope et d'autres moyens encore, on puisse venir en aide au malade et faciliter le rétablissement de la vision binoculaire.

Ces différents exercices forment la base du traitement préconisé par Javal (1). Ce traitement d'après l'auteur peut se

(1) JAVAL, Du strabisme. *Annales d'oculistique*, Tome 64 et suivants.

diviser en trois temps: a) production de la diplopie ; b) fusion des images doubles ; c) extension de la vision binoculaire à toutes les positions du regard.

Pour provoquer la diplopie quand elle n'existe pas spontanément, Javal a surtout recours à l'occlusion du bon œil à l'aide de la coque oculaire, occlusion qu'il prolonge dans certains cas pendant un an, deux au besoin. Il recommande aussi la fixation d'un objet brillant en couvrant alternativement chaque œil, l'usage du stéréoscope avec un pain à cacheter de couleur différente dans chaque champ, etc.

Lorsqu'on a déterminé la perception simultanée des images de chaque œil, il s'agit d'en obtenir le fusionnement. Quand le fusionnement existe pour une certaine distance, on peut solliciter la fonction en déplaçant l'objet que l'on fait fixer. Les exercices stéréoscopiques avec déplacement de l'objet destinés à être vu de chaque œil répondent encore mieux à cette indication. Le stéréoscope à réflexion recommandé par Javal est très commode pour cet usage, mais je préfère le stéréoscope ordinaire qui, pour le strabisme convergent, a une action particulièrement favorable, ainsi que je l'ai dit en parlant des lunettes prismatiques. En se servant d'un stéréoscope à prismes découverts. On peut d'ailleurs faire varier l'écartement des images et réaliser les avantages du stéréoscope à réflexion.

Pour étendre le champ de fusionnement binoculaire on a recours aux mêmes exercices, le déplacement de l'objet fixé, l'usage du stéréoscope avec déplacement des images. C'est encore dans ce but que Javal emploie les lunettes prismatiques dont il diminue progressivement la force.

On peut distinguer trois degrés dans le rétablissement de la vision binoculaire :

La perception simultanée des images de chaque œil se traduisant par la diplopie. On peut qualifier ce premier degré de *perception binoculaire*.

Le *fusionnement binoculaire*, impliquant la faculté de réunir les images binoculaires en une seule.

Enfin *la vision binoculaire* proprement dite, impliquant, outre le fusionnement, la perception du relief stéréoscopique qui est le seul signe d'une vision binoculaire parfaite.

La faible tendance au fusionnement, quelle qu'en soit la cause, étant un facteur important du strabisme, une méthode qui consiste à solliciter ce fusionnement, à exercer une fonction affaiblie, est parfaitement rationnelle. Il est certain d'ailleurs qu'elle donne de bons résultats constatés non seulement par Javal et ses élèves, mais par Landolt, par nous-mêmes et par bien d'autres. Elle est surtout utile pour consolider la guérison obtenue par le traitement dioptrique ou chirurgical. Il ne faudrait pas cependant exagérer l'importance pratique de ce traitement. Chez beaucoup de sujets il est impuissant à rétablir la vision binoculaire ; chez d'autres ce rétablissement n'est obtenu qu'à l'aide d'efforts considérables. Il est sans doute intéressant de savoir que certains malades de Javal ont pu obtenir la vision binoculaire qui leur faisait défaut, en travaillant plusieurs heures par jour pendant plusieurs années. Mais combien sont capables d'une pareille ténacité ? Et puis, est-il bien certain que les résultats si péniblement acquis leur soient réellement utiles, en se maintenant dans les conditions ordinaires de la vision, quand les exercices stéréoscopiques sont supprimés ?

Les causes qui s'opposent au rétablissement de la vision binoculaire chez les strabiques.

Pour juger la valeur de cette méthode et nous rendre compte de ses insuccès, il faut préciser la nature du trouble de la vision chez les strabiques. On attribue la neutralisation de l'image de l'œil dévié, l'absence de diplopie, à une action psychique. On considère sans doute aussi la perte de la vision binoculaire, qui se produit quand cette neutralisation dure trop longtemps, comme un phénomène de même nature et l'on suppose que l'influence psychique peut défaire ce qu'elle a fait. Cette conception psychologique du trouble visuel est encore une des erreurs dont il faut nous débarrasser.

Les troubles de la vision des strabiques ont une raison anatomique comme le fonctionnement normal ou pathologique de tous les organes. Cette cause anatomique, il faut la chercher dans le *vice de développement* de l'appareil visuel qui caractérise essentiellement le strabisme, vice de développement qui retentit à la fois sur la partie sensorielle et sur la partie motrice de cet appareil. Il faut tenir compte des modifications secondaires qui se produisent une fois la déviation établie et les modifications qui nous intéressent ici sont-elles de la partie sensorielle. Or le résultat le plus constant de ces modifications est d'altérer les connexions des rétines avec les centres visuels préposées à la vision binoculaire et de modifier rapidement la fonction du fusionnement, jusqu'à l'abolir d'une manière irremédiable (1).

Il en résulte que la réaction en vertu en laquelle nous pouvons agir sur la convergence par les exercices stéréoscopiques ou autres, fait plus ou moins défaut.

Il y a plus encore, dans certains cas, d'ailleurs exceptionnels où le nouveau système de points identiques qui tend à s'établir chez les strabiques, devient prépondérant sur le système normal, il n'est pas impossible que ces exercices aillent à l'inverse du but qu'on se propose. Les faits de ce genre ont été qualifiés *d'incongruence des rétines*. Cette incongruence est un phénomène secondaire et si l'on a eu tort de l'invoquer comme une cause primitive du strabisme, il n'en est pas moins vrai qu'elle peut contribuer, comme les autres modifications secondaires, à entretenir la déviation.

Ce sont les modifications parallèles de l'appareil sensoriel et de l'appareil moteur qui nous expliquent pourquoi la diplopie est si peu gênante chez les strabiques quand elle existe

(1) Le vice de développement de l'appareil sensoriel se traduit dans beaucoup de cas par des altérations du champ visuel aussi nettement appréciables que dans les lésions organiques. La plus constante est le développement d'un scotome central relatif ou absolu. Ce scotome se retrouve dans l'exploration monoculaire lorsque l'amblyopie est très prononcée, mais il a une autre catégorie de faits où le scotome central de l'œil dévié n'est appréciable que dans l'exploration binoculaire, c'est-à-dire lorsque le malade fixe avec l'œil sain. Il en est de même du champ visuel périphérique. Il est ordinairement normal dans la vision monoculaire, tandis qu'en se servant d'un double arc périmétrique comme je le fais depuis plusieurs années, par un procédé dont je ne puis donner ici les détails, il est fréquent de voir la moitié nasale du champ visuel de l'œil strabique altérée, pendant que le malade fixe avec l'œil sain. Donders, qui avait remarqué le fait, disait que le strabique fait abstraction de la moitié commune du champ visuel, toujours l'abstraction psychique. Or la partie altérée du champ visuel ne correspond pas nécessairement à la partie commune du champ binoculaire. C'est une sorte d'hémiopie nasale à contours mal définis, empiétant sur le point de fixation et s'étendant ordinairement jusqu'au punctum cœcum. Ce n'est pas une abstraction psychique, c'est une altération mesurable, inégalement développée dans les différentes parties du champ visuel, prédominant toujours dans la zone maculaire et péri-maculaire. Cette altération persiste en général indéfiniment même après le redressement des yeux.

et pourquoi ils ont si peu de tendance à fusionner les images doubles. Il y a des cas où toutes les conditions sont favorables en apparence à ce fusionnement, la vision est suffisamment bonne dans chaque œil, on arrive à superposer les images pour certaines positions du regard, mais le malade ne fait aucun effort pour opérer lui-même ce fusionnement. Avec l'habitude que l'on a de donner à ces faits une interprétation psychologique on répète, avec de Græfe, que le malade a *l'horreur de la vision binoculaire*.

Aux faits où la diplopie existe sans aucune tendance au fusionnement, il faut ajouter ceux où cette diplopie fait défaut, malgré le redressement des yeux. Il est vrai que Javal fait précéder ses exercices stéréoscopiques de certaines manœuvres qui ont pour but de réveiller la sensibilité de l'œil strabique. On peut en effet, par l'occlusion plus ou moins prolongée du bon œil, améliorer l'acuité de l'œil strabique, dans la majorité des cas, et provoquer la diplopie d'une manière plus ou moins stable. Mais c'est une erreur de croire qu'en améliorant l'acuité visuelle, on améliore dans la même proportion la tendance au fusionnement. Sans doute l'amblyopie secondaire du strabisme peut contribuer à diminuer la tendance au fusionnement, comme toute réduction de l'acuité dans un œil, mais les deux ordres de faits n'en sont pas moins distincts. Nous voyons tous les jours des individus qui avec une mauvaise acuité d'un œil jouissent cependant de la vision binoculaire. L'amblyopie du strabisme elle-même ne s'oppose pas nécessairement à son rétablissement. Par contre, cette même vision binoculaire peut être irrémédiablement perdue chez les strabiques sans qu'il y ait d'amblyopie, comme cela s'observe fréquemment dans les strabismes alternants. Lorsqu'après le redressement des yeux les malades n'accusent pas de diplopie, malgré une acuité qui est ordinairement normale dans les deux yeux, il ne faudrait pas se hâter de conclure au rétablissement de la vision binoculaire. Si chez ces malades on place un prisme à arête horizontale sur l'un des yeux, il est le plus souvent impossible, malgré tous les artifices, d'obtenir la perception de deux images, et si on l'obtient, la tendance au fusionnement est nulle, à moins que le strabisme soit de date relativement récente.

Pour comprendre la signification de ces faits, il faut se pénétrer de cette idée, que les modifications secondaires de l'appareil visuel ont d'autres résultats que de produire l'amblyopie de l'œil dévié. Elles transforment plus ou moins radicalement et dans des sens différents les connexions des rétines avec les centres visuels. Dans le strabisme alternant, par exemple, le développement se fait en faveur de la vision alternante, comme chez les animaux doués de la vision latérale, et au détriment de la vision binoculaire (1).

Nous pouvons maintenant nous expliquer pourquoi le rétablissement de la vision binoculaire est d'autant plus difficile à obtenir que le strabisme est plus ancien et surtout que son développement est plus rapproché de la naissance. Le vice de développement est favorisé par l'apparition précoce du strabisme parce qu'il n'a pas pour contre-poids le développement normal, qui a eu le temps de se consolider quand le sujet a exercé sa vision binoculaire dans les premières années.

Parmi les cas favorables au rétablissement de la vision binoculaire je citerai ceux de strabisme convergent hypermétropique qui se développent vers l'âge de 4 ans. Si nous n'inter-

(1) Les deux systèmes de vision, binoculaire et alternante, existent chez l'homme, superposés en quelque sorte, pour répondre aux différents besoins de la vision. Il y a des connexions anatomiques des rétines avec les centres visuels répondant à ces deux systèmes de vision. Les preuves d'ordre pathologique et physiologique qui le démontrent sont nombreuses. Parmi les faits pathologiques, en dehors de ceux du strabisme que je regrette de ne pouvoir développer ici avec les détails qu'ils comportent, je renvoie à ceux que j'ai cités dans les deux communications suivantes : *Des rapports croisés et directs des nerfs optiques avec les hémisphères cérébraux*, Société de biologie, 11 mars 1882. — *Amblyopie hystéro-traumatique. Considérations sur la vision binoculaire*, Société d'ophtal. de Paris, juin 1889.

Parmi les faits physiologiques, je citerai l'expérience suivante, facile à réaliser. Jouissant d'une bonne vision binoculaire, visez au pistolet les deux yeux ouverts. Il semble, au premier abord, que vous visiez avec les deux yeux, il n'en est rien. Fermez alternativement chaque œil, le déplacement du guidon par rapport à l'objet fixé vous prouvera que vous ne vous servez que d'un œil et que vous faites abstraction de l'autre. En fait, nous avons de la tendance à nous servir de la vision alternante quand la vision binoculaire ne peut pas s'exercer normalement. Quand on sera convaincu de l'existence chez l'homme de ces deux systèmes de vision, bien des faits obscurs s'expliqueront naturellement, telles par exemple les expériences relatives à l'antagonisme des champs visuels, à propos desquelles Helmholtz n'a pas craint d'écrire, en soulignant la phrase, « *que le contenu de chaque champ visuel arrive à notre conscience sans être lié par une disposition organique à celui de l'autre et que, par conséquent, la fusion des deux champs visuels est une image commune, en tant qu'elle se produit, est un acte psychique.* — Optique physiologique, p. 970, édition française.

venons pas trop tard, la guérison du strabisme par les lunettes est la règle et le rétablissement de la vision binoculaire aussi, mais ce rétablissement se fait en général tout seul.

Le strabisme divergent qui se développe plus tard que le convergent est, de ce fait, plus favorable pour le rétablissement de la vision binoculaire. Lorsque le strabisme se développe exceptionnnellement à un âge avancé, sans être causé par une altération grave de la vision, et que le malade a joui antérieurement de la vision binoculaire, son rétablissement est encore plus facile. Aussi le dernier exemple de guérison cité par Javal (1) n'est-il pas bien concluant, bien qu'il soit appuyé d'une lettre chaleureuse du malade, assez fanatique du stéréoscope pour le travailler de 14 à 18 heures par jour. Le strabisme en effet ne s'était montré chez lui qu'à l'âge de 35 ans. Les exercices stéréoscopiques ont d'ailleurs été facilités par une double ténotomie.

Sans contester l'utilité du stéréoscope, j'ai quelque tendance à croire que lorsque la vision se rétablit d'une manière effective, c'est-à-dire assez solidement pour que le malade l'utilise dans les conditions ordinaires de la vision et sans le secours de la sollicitation stéréoscopique, elle se rétablit le plus souvent toute seule. Je pense que le meilleur des exercices est celui que le malade fait naturellement avec ses yeux lorsque nous les avons redressés par le traitement dioptrique ou chirurgical et que nous l'avons mis en état de voir binoculairement. J'ai sur cette question des observations concluantes d'enfants qui, après le redressement des yeux par les verres correcteurs, n'avaient pas de vision binoculaire et n'accusaient même pas de diplopie. Après un an ou deux la vision binoculaire s'est spontanément rétablie, malgré la présence chez quelques-uns d'un certain degré d'amblyopie. C'est pour cela que, dans le traitement optique, j'attache plus d'importance à la correction de l'amétropie qu'aux exercices stéréoscopiques, et d'une manière générale, aux procédés qui facilitent la vision binoculaire d'une manière permanente, qu'à ceux qui la sollicitent artificiellement d'une manière plus ou moins passagère.

(1) JAVAL, Sur la stéréoscopie dans le traitement du strabisme. *Société d'ophtal. de Paris*, février 1890.

Avant de terminer ce qui concerne le traitement optique du strabisme, je dois, pour être complet, dire quelques mots de certains autres moyens qui ont été recommandés.

Il y a fort longtemps que l'on a employé les louchettes, c'est-à-dire des lunettes opaques portant à leur centre de petites ouvertures. On supposait que le malade redressait ses yeux en cherchant à regarder par ces ouvertures. Ce mode d'action n'est pas admissible, mais il est possible que de pareilles lunettes agissent en relâchant l'accommodation, comme cela a lieu dans l'expérience du trou sténopéique. Je crois toutefois ce moyen plus propre à développer le strabisme qu'à le guérir, parce que loin de faciliter la vision binoculaire il l'entrave. Je répéterai donc des louchettes ce que l'on a déjà dit : si certains malades ont guéri en les portant, c'est malgré le traitement et non à cause de lui. Le professeur Roux qui louchait depuis son enfance avait suivi ce traitement, avec succès, prétendait-il ; mais la vérité est qu'il loucha jusqu'à la fin de ses jours, ajoute Panas à qui j'emprunte le fait.

J'en dirais autant de l'occlusion alternative des yeux recommandée par Javal. Ce n'est pas seulement pour améliorer l'amblyopie de l'œil dévié que ce distingué confrère a recours à l'occlusion. Il l'emploie systématiquement au début du strabisme pour prévenir ou guérir la déviation. Je pense au contraire que l'occlusion d'un œil est un moyen de développer le strabisme chez un enfant prédisposé, parce qu'elle constitue un obstacle de plus au développement régulier de la vision binoculaire. C'est du reste une opinion déjà émise par Darwin. De fait, j'ai vu le strabisme apparaître après l'usage prolongé d'un bandeau pour une ophtalmie, sans que l'affection oculaire ait laissé de taie ni aucune altération de la vision ; les enfants étaient seulement hypermétropes. M. Chevallereau a observé des faits semblables.

On a encore recommandé de traiter le strabisme par la gymnastique des muscles de l'œil, en sollicitant le regard dans différentes directions et pour certaines distances. Ces exercices font d'ailleurs partie du traitement de Javal. Je ne crois pas à la gymnastique des muscles, je pense cependant que ces exercices peuvent être utiles en sollicitant la convergence. Il est certain en effet que nous pouvons agir sur la conver-

gence par des efforts volontaires. Je ne rechercherai pas ici
si c'est par l'intermédiaire de l'accommodation que cet effort
s'exerce ou si c'est en agissant directement sur le mouvement
de convergence, je constate seulement le fait. On a d'ailleurs
de tout temps admis que certains enfants arrivaient à loucher
définitivement en cherchant à imiter leurs camarades atteints
de strabisme. Cela est possible, mais encore faut-il sans doute
une forte prédisposition résidant surtout dans l'hypermétropie. D'autre part, il n'est pas très rare de voir des malades
atteints de strabisme, de strabisme divergent périodique en
particulier, qui font apparaître ou disparaître à volonté la
déviation. Il n'est donc pas impossible que, par les mêmes
efforts volontaires, certains sujets arrivent à modifier heureusement leur strabisme, comme Schweigger l'a observé.

C'est de cette façon, c'est-à-dire en sollicitant des efforts
plus ou moins volontaires de convergence et non par la gymnastique des muscles, que les exercices en question sont utiles.

II

TRAITEMENT CHIRURGICAL

Le traitement chirurgical du strabisme comprend quatre
espèces d'opérations :
La ténotomie ou reculement musculaire.
L'avancement musculaire.
L'avancement capsulaire.
Le débridement ou reculement capsulaire.

TÉNOTOMIE OU RECULEMENT MUSCULAIRE.

L'idée de rémédier au strabisme par une section musculaire a été inspirée par les recherches anatomiques de Stro-
meyer (1838). A Dieffenbach revient l'honneur d'avoir introduit l'opération dans la pratique chirurgicale (1838-1840),
mais il est juste de rappeler que Florent Cunier pratiqua des
myotomies en même temps, et qu'un charlatan du nom de
Taylor l'avait déjà fait antérieurement. A la suite des travaux

de Bonnet de Lyon et de Lucien Boyer (1842-43) la myotomie fut remplacée par la ténotomie et c'est cette seule opération que l'on pratique aujourd'hui.

Comment agit la ténotomie? A cette question beaucoup seront tentés de répondre conformément aux idées reçues : la ténotomie agit en remédiant au raccourcissement du muscle par le reculement de son insertion. « C'est une question de mécanique oculaire » dit le professeur Panas (1) exprimant une opinion qui a existé depuis Dieffenbach, mais qui a été surtout affirmée par de Grafe et Giraud-Teulon. Or cette opinion est fausse presque de tout point et c'est cette erreur fondamentale qui est la principale cause de l'incertitude du traitement chirurgical du strabisme.

Dans mes publications sur l'étiologie du strabisme, j'ai insisté sur ce fait, que le strabisme, convergent ou divergent, est toujours au début caractérisé par un trouble de l'innervation de convergence et qu'il peut rester fort longtemps à l'état de simple trouble nerveux. Parmi les faits qui le démontrent, je ne rappellerai que la particularité suivante, la plus propre à frapper les esprits et dont la signification a été depuis longtemps relevée par Hansen Grut et Stellwag. Lorsque la déviation disparaît sous l'influence du chloroforme, et c'est ce qui a lieu dans la majorité des cas de strabisme convergent, on ne saurait évidemment admettre un raccourcissement du muscle. Cependant la ténotomie est efficace dans les cas de ce genre et c'est même alors que son action est la plus accusée. Mais il est évident qu'elle agit autrement qu'en levant un obstacle mécanique qui n'existe pas.

Dans ces conditions, *la ténotomie remédie à un trouble d'innervation et elle agit en affaiblissant le muscle dont on recule l'insertion.*

Cet affaiblissement, cette insuffisance musculaire s'explique surtout par la diminution de l'étendue d'enroulement du muscle. Plus l'enroulement est considérable, c'est-à-dire, plus l'insertion du muscle se rapproche du pôle antérieur, plus l'action musculaire s'exerce efficacement dans le sens de la rotation du globe. Quand l'insertion se rapproche de l'équa-

(1) PANAS, *Leçons sur le strabisme*, p. 84.

teur, la force du muscle se divise en deux composantes, l'une
tangentielle qui agit encore sur la rotation du globe, l'autre
radiale qui tend à l'entraîner en arrière. Toutefois, il faut
considérer que ce n'est pas seulement le muscle qui recule
mais aussi le globe qui se redresse, ce qui change un peu les
conditions du problème surtout en modifiant l'action de l'antagoniste. En outre les mouvements de l'œil humain ne sont
pas tout à fait comparables à ceux qu'on réalise dans l'oph-
talmotrope. Il y a à tenir compte de la limitation des mouvements par les parties fibreuses et, en particulier, par les expansions de la capsule vers l'orbite. Motais (1) a très justement
remarqué qu'après le reculement de l'un des muscles droits,
l'aileron, qui joue comme on sait le rôle de tendon d'arrêt, se
trouve distendu et cette distension limite forcément l'action
du muscle.

La production de l'insuffisance musculaire consécutive à
la ténotomie n'est donc pas aussi simple que pourrait le faire
croire certaine figure de géométrie reproduite dans les trai-
tés spéciaux. Quoiqu'il en soit de l'explication le fait existe,
le muscle reculé est affaibli et cet affaiblissement se manifeste, comme il est facile de le prévoir, aussi bien pour le
mouvement de convergence que pour l'excursion latérale.
Selon moi, c'est surtout à cette insuffisance, bien plus qu'à
son action mécanique que la ténotomie doit son efficacité.
C'est par elle qu'elle remédie au trouble d'innervation de la
convergence qui est la cause exclusive de la déviation au début du strabisme et qui en reste presque toujours le facteur
dominant. Cette insuffisance, qui constitue le principal avantage du reculement musculaire, en est aussi le principal
danger. De Græfe a donc eu raison d'en signaler les inconvénients, mais il dépasse la mesure quand il dit : « une bonne
guérison n'est possible qu'à la condition d'éviter les insuffisances musculaires » (2). En réalité sans cette insuffisance la
ténotomie ne produirait le plus souvent aucun effet.

On voit immédiatement qu'en remédiant à un trouble nerveux, la ténotomie ne s'adresse pas directement à la cause de
la déviation qui siège dans le cerveau. C'est par action indi-

(1) Motais, *Anatomie de l'appareil moteur de l'œil.*
(2) De Græfe, *Ann. d'ocul.*, T, 45, p. 220.

recte qu'elle intervient et l'on comprend que, dans ces conditions, il soit difficile de mesurer exactement l'effet opératoire.
La difficulté est d'autant plus grande que la force à laquelle
nous nous adressons n'est pas une chose fixe, elle tend à diminuer ou à augmenter avec le temps, suivant les cas. Dans
le strabisme convergent, après une période où cette force
augmente ou, tout au moins, conserve son énergie, il y en a
une autre ou elle diminue. Elle peut même disparaître tout à
fait, et l'excès d'innervation de convergence du début peut
être remplacé par son abolition complète. Dans le strabisme
divergent, l'action nerveuse qui est représentée par une valeur négative, par l'insuffisance d'innervation de convergence,
tend au contraire à augmenter indéfiniment avec l'âge, d'où
l'évolution différente du strabisme convergent et divergent.
Il est dès lors facile de comprendre que l'effet de l'opération
sera différend selon qu'il s'agit de l'une ou l'autre variété de
strabisme, et suivant le moment où nous intervenons. Il s'en
faut de beaucoup, en effet, que même chez les jeunes sujets,
lorsque le strabisme peut encore être considéré comme de
nature exclusivement nerveuse, une même opération, pratiquée pour un même degré de déviation donne les mêmes
résultats. Si par exemple nous pratiquons l'opération pendant
la période que l'on peut appeler active du strabisme convergent, l'effet immédiat sera moindre que si nous intervenons
dans la période régressive, au moment où la contracture de
la convergence commence à se relâcher, la tendance naturelle à la guérison secondant alors l'effet opératoire.

Mais si le résultat immédiat est déjà assez difficile à calculer, les conséquences éloignées de l'opération le sont encore
davantage. En effet, à une action nerveuse qui se modifiera
nécessairement avec le temps, nous opposons une action fixe
dont les effets se feront sentir toute la vie. Or supposons le
cas, qui est loin d'être rare, d'un strabisme convergent qui disparaîtra spontanément vers l'âge de 15 ans et qui même pourra
être remplacé vers l'âge de 30 ou 40 ans par un certain degré
de divergence, comme je l'ai observé. Supposons encore que
ce strabisme soit opéré et guéri, du moins en apparence, vers
l'âge de 8 ans. Deux éventualités peuvent se produire, ou bien
la vision binoculaire se rétablira et maintiendra la guérison,

ou bien elle ne se rétablira pas et l'opération ne changera en rien les modifications de l'innervation de convergence dont je viens de parler. Mais au processus naturel s'ajoutera l'insuffisance opératoire qui agira dans le même sens et déterminera forcément, à un certain âge, un strabisme divergent secondaire.

C'est là le principal écueil de la ténotomie pratiquée chez les jeunes sujets. Le strabisme secondaire est cependant une exception quand on opère avec mesure. Si cet accident ne se produit pas aussi souvent que pourraient le faire supposer les considérations qui précèdent, cela tient à deux causes, d'abord au rétablissement possible de la vision binoculaire, ensuite à la rétraction secondaire des parties fibreuses, qui modifient l'évolution du strabisme.

Nous savons en ... et que le strabisme ne reste pas toujours à l'état de simple trouble d'innervation de convergence et que la rétraction des tissus péri-oculaires tend à substituer son influence à celle du trouble nerveux. Dans le strabisme ainsi transformé la ténotomie est encore efficace, bien que le redressement devienne de plus en plus difficile à obtenir à mesure que cette rétraction est plus prononcée. Son mode d'action doit évidemment être différent.

Ici l'ancienne interprétation est en partie justifiée, mais en partie seulement, car la rétraction, l'obstacle mécanique s'il réside dans le muscle réside aussi et surtout dans les parties fibreuses, dans la capsule de Tenon. Voilà un nouveau fait dont il faut se convaincre si l'on veut opérer en toute connaissance de cause et doser le mieux possible l'effet opératoire.

J'admets la rétraction du muscle comme phénomène secondaire, mais est-il possible que le muscle se rétracte sans que sa rétraction porte également sur la capsule? Il ne faut pas oublier que la capsule est avant tout l'*aponévrose commune des muscles de l'œil* ainsi que Tenon l'a dénommée. Si les muscles se rétractaient seuls, par suite de la position vicieuse de l'œil, ce serait en pathologie un fait unique, contraire à ce qui se passe sur les autres parties du corps.

J'ai insisté sur ce point, que ces rétractions secondaires ne sont pas spéciales à l'œil, qu'elles se produisent en vertu d'une loi générale d'après laquelle, lorsqu'un organe prend une position vicieuse, surtout s'il la prend dès l'enfance, les parties voisines se modifient, se rétractent ou s'allongent pour s'adapter à cette position. Si tous les tissus se modifient dans ces conditions, tous n'ont pas cependant la même importance au point de vue du rôle mécanique que joue la rétraction. Sous ce rapport c'est évidemment le tissu fibreux qui a le rôle principal. Aussi en chirurgie générale ces rétractions sont-elles qualifiées de *fibro-tendineuses*. C'est également la qualification qui leur convient le mieux dans le strabisme. Le muscle, en vertu de son élasticité, s'adapte assez facilement aux positions plus ou moins permanentes d'un membre sans que cela suppose des modifications profondes de son tissu. C'est ce que Dailly (1) a appelé le raccourcissement par adaptation. Il n'y a pas lieu de s'en préoccuper beaucoup en orthopédie et son influence serait probablement négligeable sans les tractus fibro-celluleux qui traversent le muscle (2).

En dehors de ces considérations étiologiques, on trouve de nouvelles preuves du rôle joué par la rétraction capsulaire en observant, sans idées préconçues, ce qui se passe dans les différentes opérations que l'on pratique contre le strabisme. C'est surtout le débridement de la capsule sans ténotomie qui a fait ma conviction à cet égard, mais la ténotomie elle-même, qui nous occupe en ce moment, peut déjà nous éclairer.

De Græfe, et tout le monde après lui, a reconnu que l'effet opératoire d'une ténotomie est, en général, beaucoup plus prononcé chez les enfants que chez les adultes (3). Il arrive même dans les vieux strabismes, surtout ceux qui remontent à la première enfance, qu'après le détachement aussi complet que possible des insertions musculaires on n'obtienne que peu de chose ou même rien du tout. De Græfe suppose alors qu'il existe une insertion anormale du muscle au delà de l'équateur. Mo-

(1) *Gazette hebdomadaire*, 1871.
(2) Parmi les déviations que l'on observe sur les autres parties du corps, celle de la tête, consécutive au torticolis chronique, semble essentiellement imputable à la rétraction musculaire. Je tiens cependant du professeur Verneuil qui, en pareil cas, pratique la myotomie du sterno-mastoïdien à ciel ouvert, que la section du muscle proprement dit donne peu de chose ou même rien. Pour être efficace, il faut que la section intéresse complètement sa gaine et les tractus fibreux environnants. Il suffit de la persistance d'un seul de ces tractus pour empêcher le redressement de se produire (Communication orale).
(3) De Græfe. *Ann. d'ocul.*, t. 45, p. 208.

lais admet aussi ces insertions supplémentaires. Je veux bien que ces insertions anormales existent quelquefois, mais pourquoi seraient-elles spéciales aux vieux strabismes. On ne peut pas invoquer quelques anomalies exceptionnelles pour expliquer ce fait général que l'effet de la ténotomie est moins accusé à mesure que le strabisme est plus ancien.

L'effet est plus prononcé chez les enfants, parce que c'est l'élément nerveux qui domine, parce que la rétraction des tissus n'a pas eu le temps de se produire. Il est moins prononcé dans les strabismes anciens, parce que cette rétraction s'accuse avec l'âge, parce qu'elle ne porte pas seulement sur le muscle dont il est toujours possible de détacher complètement les insertions, même anormales, mais sur la capsule et sur des parties de la capsule que nous ne pouvons pas toujours atteindre.

Ce qui complique l'interprétation des faits dans la ténotomie, et ce qui a fait sans doute méconnaître le rôle de la rétraction capsulaire, c'est que, pour agir sur le muscle lui-même, pour obtenir le reculement de son insertion, on est obligé de débrider la capsule en raison des adhérences latérales du tendon avec cette capsule. Si l'on pouvait détacher les insertions directes du tendon sans ouvrir la capsule, l'effet vraisemblablement serait nul, car les adhérences latérales du tendon à l'aponévrose suffiraient à le maintenir en place. Mais si le débridement de la capsule agissait seulement en favorisant le reculement musculaire, on devrait obtenir ce reculement bien plus facilement en détachant les adhérences latérales par des sections faites parallélement au muscle. Effectivement c'est le meilleur moyen d'obtenir un reculement considérable dans les cas ordinaires, chez les jeunes sujets. Mais il n'en est pas ainsi dans les vieux strabismes ; pour obtenir ce maximum d'effet il faut débrider la capsule perpendiculairement au muscle, en haut et en bas, en se rapprochant de la région équatoriale. C'est la preuve que, dans les cas de ce genre, le débridement de la capsule agit par lui-même et non pas seulement en favorisant le reculement musculaire.

Il y a une particularité historique du strabisme qui confirme cette manière de voir. Lorsque en 1840 Dieffenbach annonça à l'Académie des Sciences de Paris qu'il avait guéri à Berlin plusieurs louches au moyen de la myotomie, les chirurgiens français de l'époque, Roux, Velpeau, Sédillot pratiquèrent l'opération et échouèrent complètement, ce qui donna lieu à une polémique très vive. Il fallut que Philips, élève de Dieffenbach vint à Paris montrer comment opérait son maître qui *débridait largement l'aponévrose et dénudait environ un tiers de la sclérotique* (1).

Je ferai remarquer que l'on pratiquait alors la section du muscle lui-même et que l'œil étant fortement attiré à l'aide d'une pince, cette section se faisait assez loin de son insertion c'est-à-dire dans un endroit où la gaîne du muscle devient plus ou moins celluleuse et où ses adhérences à la capsule ne sont pas comparables à celles du tendon. Rien ne s'opposait d'ailleurs au retrait du muscle dans sa gaîne. Il fallait donc que le débridement de la capsule agisse par lui-même en levant l'obstacle créé par l'aponévrose.

Comment on peut obtenir plus ou moins d'effet par la ténotomie ?

Dans les considérations qui précèdent, cette question se trouve en partie résolue. Je dois cependant, à cause de son importance, la préciser et la compléter. Je n'envisage ici que le reculement musculaire pratiqué seul et privé du secours très-utile que peuvent lui fournir les opérations faites au niveau de l'antagoniste sous forme d'avancement du muscle ou d'avancement capsulaire. Je suppose que l'on opère par le procédé classique, avec incision verticale de la conjonctive et en se servant du crochet, mais ces considérations peuvent s'appliquer à tous les procédés.

Une conclusion que l'on ne saurait contester parce que l'observation clinique l'impose, c'est que, toutes choses égales, l'effet plus ou moins grand de la ténotomie dépend du débridement plus ou moins considérable de l'aponévrose fibreuse. De Græfe l'avait déjà reconnu, Liebreich, par sa manière d'opérer, l'a plus clairement démontré. Mais je viens d'insister sur ce fait, que le débridement de la capsule peut agir de deux manières, en favorisant le reculement de l'insertion du muscle et, dans certains cas, en levant l'obstacle qui

(1) Voyez sur cette question l'article de BÉRARD sur le Strabisme. *Dictionnaire de médecine*, 1844.

résidé dans la capsule elle-même. Il en résulte que, d'une manière générale, pour obtenir un même effet, on doit débrider plus largement la capsule dans un strabisme ancien de l'adulte que chez un enfant.

Pour réduire au minimum l'effet de la ténotomie il faut pratiquer dans la capsule une très petite ouverture, en limitant le plus possible la section à l'insertion tendineuse. Le conseil donné par de Græfe de se servir d'un petit crochet répond à cette indication. J'ajouterai qu'une autre condition pour réduire l'effet opératoire est de pratiquer l'ouverture de la capsule ou l'incision du tissu sous-conjonctival permettant au crochet de charger le tendon, un peu en avant de l'insertion de ce tendon, en se rapprochant de la cornée. En procédant ainsi, l'effet sera quelque fois nul. On en sera quitte pour débrider la capsule après coup.

Le procédé de Arlt permet aussi de détacher l'insertion tendineuse en intéressant très peu la capsule. Avec une pince à dents de souris, on saisit le milieu du tendon que l'on coupe d'un coup de ciseaux. Puis par la boutonnière ainsi faite on détache en haut et en bas, en se servant du crochet, ce qui peut rester de l'insertion du tendon.

Si l'on veut obtenir un effet plus marqué, on se servira d'un plus grand crochet, ce qui entraînera une ouverture plus grande de la capsule, et l'on ouvrira la capsule un peu plus loin du bord du muscle. Si le redressement est insuffisant on augmentera le débridement par de petits coups de ciseaux pratiqués perpendiculairement au muscle, en haut et en bas, ou encore en se servant du crochet et en sectionnant ce qui s'oppose à son dégagement dans les mêmes directions. En procédant ainsi, on favorise le reculement du muscle en facilitant le reculement de la capsule à laquelle le tendon adhère par ses bords. Il y a encore un autre moyen de favoriser le reculement, c'est de sectionner les adhérences latérales par deux coups de ciseaux donnés parallèlement au muscle, mais cette manière de faire n'est pas à recommander, parce que c'est surtout par ces adhérences latérales que s'établit la nouvelle insertion.

Dans les strabismes anciens avec rétraction, où il faut agir sur la capsule même, le débridement fait perpendiculairement au muscle non seulement sera plus étendu, mais devra être fait plus en arrière, en se rapprochant de l'équateur.

Toutefois, lorsque le débridement de la capsule accompagne la ténotomie, il faut, même dans les strabismes de l'adulte, éviter de le faire trop considérable, pour prévenir l'enfoncement disgracieux de la caroncule et la propulsion du globe en avant.

Il y a une autre particularité à considérer en ce qui concerne le rôle des parties fibreuses. Ce sont les expansions qui de la face externe du muscle ou du tendon se rendent à l'orbite ou à la conjonctive, et que Liebreich et Boucheron recommandent de sectionner pour augmenter l'effet de la ténotomie.

Les plus postérieures de ces expansions forment l'aileron ou tendon d'arrêt. Nous en avons signalé le rôle dans la ténotomie, d'après Motais. La corde représentée par l'aileron se tend dans le reculement de l'insertion musculaire et limite ainsi l'effet de l'opération. On peut donc augmenter cet effet par la section de l'aileron, mais on ne devra y recourir que dans des cas exceptionnels.

Les expansions fibreuses antérieures ont été plus spécialement étudiées par Boucheron sous le nom d'adhérences prémusculaires. Ces tractus limitent, comme on sait, des espaces lymphatiques que l'on a qualifiés de séreuse prémusculaire. Au point de vue opératoire il ne faut pas considérer seulement les connexions de ces expansions fibreuses avec la conjonctive, mais aussi celles que, plus ou moins directement, elles affectent avec la caroncule et l'orbite.

Je n'ai pas remarqué que le détachement des adhérences prémusculaires conjonctivales augmentât l'effet du reculement et nous avons tout intérêt à les conserver, si nous voulons utiliser la suture pour réduire l'effet trop considérable de la ténotomie. Pour que la section de ces expansions fibreuses ait une action effective sur le reculement, il faut la prolonger jusque sous la caroncule, comme le fait Liebrecht, c'est-à-dire intéresser plus ou moins l'aileron. Ce procédé qui peut avoir une certaine utilité pour empêcher l'enfoncement de la caroncule, quand on doit faire un fort reculement, n'est pas à recommander comme méthode générale, dans la ténotomie, où nous devons éviter de faire des délabrements trop considérables, sans nécessité bien établie.

En somme je ne crois pas que les expansions fibreuses prémusculaires aient un rôle bien important dans l'effet opératoire du reculement. Ce rôle est au contraire réel dans les autres opérations du strabisme et j'aurai à y revenir.

Pour augmenter l'effet du reculement, on a proposé différents modes de sutures, appliquées au niveau de l'antagoniste et destinées à tenir l'œil dévié, pendant la période de cicatrisation, dans un sens opposé à la déviation à corriger. La suture de Græfe-Snellen ne porte que sur la conjonctive ou plutôt sur la capsule. L'aiguille munie d'un fil est introduite dans la conjonctive près de la cornée et chemine parallèlement au muscle vers l'angle des paupières. On comprend dans l'anse du fil plus ou moins de conjonctive suivant l'effet à obtenir et l'on serre fortement. Meyer, qui a conservé l'usage de cette suture, introduit l'aiguille d'abord du côté de l'angle palpébrale et la fait cheminer vers la cornée.

En pratiquant autrefois ces sutures, j'ai remarqué que je déplaçais le plus souvent la conjonctive d'arrière en avant sans agir sur la position du globe. Je les faisais mal. Pour qu'elles soient efficaces, il faut raser le bord du muscle où le tissu fibreux de la capsule est plus résistant et a des connexions plus solides, par l'intermédiaire du muscle ou de son tendon, avec le bord de l'orbite.

Dans la suture de Knapp l'aiguille est d'abord passée sous la conjonctive, verticalement, près du bord de le cornée en prenant suffisamment de conjonctive et de tissu épiscléral pour que le fil trouve une résistance suffisante. Puis on transperce la peau au niveau de la commissure. C'est donc une suture conjonctivo-palpébrale.

Dans la ténotomie du droit externe, surtout si elle est pratiquée simultanément des deux côtés, Gruening passe un fil dans la conjonctive des deux yeux près du bord interne de la cornée et noue les extrémités sur le dos du nez, de manière à produire l'adduction forcée des deux globes oculaires.

Si l'effet opératoire est trop prononcé, nous avons dans la suture conjonctivale qui termine l'opération un moyen très utile pour le diminuer. Mais pour que cette suture s'oppose

au reculement trop accusé du tendon, il faut qu'elle ait de
l'action sur lui et elle n'en a plus si la conjonctive a été trop
isolée du muscle par la section des adhérences prémusculaires. Comme c'est par ces adhérences qu'elle agit il ne faudra
pas se borner à passer l'aiguille au bord du lambeau conjonctival mais l'enfoncer assez profondément en prenant une
quantité de conjonctive plus ou moins considérable suivant
l'effet à produire. Dans certains cas, on devra comprendre le
tendon lui-même dans la suture.

De Græfe a recommandé la ténotomie partielle lorsqu'on
ne veut obtenir de l'opération que très peu d'effet. L'expérience de tous les jours nous apprend qu'il suffit de la persistance d'une bride fibreuse si légère qu'elle soit pour que le
redressement de l'œil soit nul. Je ne crois pas que la ténotomie partielle, pratiquée comme le faisait de Græfe, trouve son
indication dans le strabisme justiciable de l'intervention chirurgicale. Elle ne peut être utile que dans l'asthénopie dite
musculaire ou le strabisme latent, pour lesquels M. Abadie
l'a réhabilitée dans ces derniers temps.

Avantages et inconvénients de la ténotomie.

Nous avons vu que la ténotomie convenablement pratiquée
peut, a elle seule, remédier aux trois facteurs de la déviation
strabique, savoir, le trouble d'innervtaion, le raccourcissement du muscle et la rétraction de la capsule. C'est ce qui explique son succès et son efficacité dans toutes les formes de
strabisme. Je n'ai donc pas à insister sur ses avantages qui se
trouvent suffisamment établis par ce qui précède. J'ajouterai
seulement qu'elle constitue, au point de vue technique, une
opération facile, et qu'elle permet un dosage assez exact de
l'effet immédiat, pourvu que l'on procède avec les précau-
tions que j'ai indiquées et en tenant compte des nombreuses
variétés cliniques sur lesquelles j'aurai à revenir.

Nous avons également entrevu quelques-uns de ses inconvénients que je dois signaler d'une manière plus explicite.

Le reculement de l'insertion musculaire, avec toutes les
conséquences qu'il entraîne, constitue une intervention bru-
tale dans l'appareil si délicat de la vision. Tout en redressant
l'œil, nous altérons l'harmonie des mouvements associés,

nous modifions toujours, nous détruisons souvent d'une manière irrémédiable la convergence, c'est-à-dire l'acte le plus nécessaire au fonctionnement régulier de la vision binoculaire, ce qui revient à dire que la ténotomie ne nous donne le plus souvent qu'une guérison relative.

S'il est possible avec un peu d'expérience de calculer assez exactement l'effet immédiat de l'opération, par contre, *il est difficile d'en calculer l'effet éloigné*, du moins chez les jeunes sujets où le strabisme est plus particulièrement nerveux parce que, ainsi que je l'ai dit, le trouble nerveux se modifiera avec le temps dans des sens différents, tandis que les effets de l'insuffisance musculaire que nous avons créé se feront sentir indéfiniment, en s'aggravant même parfois dans des proportions considérables, si la nouvelle insertion du muscle vient à se relâcher.

Les défectuosités de la nouvelle insertion du tendon constituent en effet un nouvel inconvénient de la ténotomie. Cette insertion n'est nullement comparable à la première, ni par la manière dont elle s'établit, ni par la solidité. C'est un fait sur lequel de Græfe avait déjà insisté et qui a été bien étudié par Kalt (1) dans ses expériences sur les animaux.

Après le détachement de l'insertion tendineuse il se produit une infiltration des tissus, une sorte de gangue inflammatoire comparable au cal d'une fracture, qui intéresse toutes les parties voisines. Le résultat final se traduit par de faibles adhérences à la sclérotique du tendon en partie atrophié, par une languette de tissu cellulo-fibreux allant du tendon au bord de la cornée, par des adhérences d'étendue variable que la face interne du muscle contracte avec la sclérotique, par l'intermédiaire de la capsule bulbaire et du feuillet musculaire profond de la capsule. Ces adhérences sont d'une faible solidité et d'un développement irrégulier. Les principales connexions du muscle avec la sclérotique s'établissent par ses adhérences latérales à la capsule; c'est pour cela qu'il est imprudent de les sectionner. Cette nouvelle insertion n'est donc pas comparable à la première; elle est susceptible de se relâcher, surtout si l'on a trop débridé la capsule. De fait,

(1) KALT, Recherches anatomiques et physiologiques sur les opérations du strabisme. *Archiv. d'ophtal.*, septembre 1886.

c'est ce qui arrive dans certains strabismes secondaires où l'on a de la peine à retrouver l'extrémité antérieure du muscle reculé jusqu'en arrière de l'équateur.

L'enfoncement de la caroncule consécutif à la ténotomie constitue une petite difformité parfois assez disgracieuse. Il résulte des adhérences qui existent entre la caroncule et la face externe du muscle, par l'intermédiaire des expansions fibreuses prémusculaires. Pour le prévenir quand on est forcé de faire un reculement considérable, il faut, au moment de l'opération, détacher ces expansions fibreuses. La ligature conjonctivale agira alors sur la caroncule qu'elle attirera en avant, mais on se privera de l'action de cette ligature sur le muscle pour remédier à un reculement trop accusé.

Lorsque l'enfoncement de la caroncule s'est produit, on peut encore y remédier en mobilisant la conjonctive assez profondément au devant du muscle, en détachant un lambeau de la membrane près de la cornée et en attirant la caroncule en avant à l'aide d'une ligature, comme l'a recommandé de Græfe. Mais cette petite opération est assez incertaine dans ses résultats à cause du travail cicatriciel qui s'est fait après la ténotomie.

L'agrandissement de la fente palpébrale s'accompagnant d'un certain degré d'exophthalmie est une complication encore plus disgracieuse. Elle est occasionnée par les ouvertures trop larges faites à la capsule. On peut atténuer la difformité par la blepharoraphie faite à l'angle externe. De Græfe pratiquait quelquefois la cantoplastie sur l'œil sain pour égaliser les deux ouvertures palpébrales. Quand cet accident s'accompagne d'une tendance au strabisme secondaire, ce qui est fréquent, il est préférable d'agir sur la capsule en déterminant sa rétraction comme nous l'indiquerons en parlant de l'avancement capsulaire.

Par l'étude que nous venons de faire, on voit que la ténotomie a une action complexe pour remédier à une affection également complexe. Aussi ne faut-il pas s'étonner que les idées de de Græfe, affirmant la possibilité d'un dosage quasi-mathématique de la ténotomie aient trouvé dès le début des contradicteurs. L'effet opératoire dépend sans doute beaucoup de la manière d'opérer, mais il dépend beaucoup aussi de l'individualité des cas. Ce n'est pas dans des considérations d'ordre mécanique qu'il faut chercher les éléments du dosage opératoire, mais dans la connaissance approfondie des influences que nous avons à combattre et de la nature des moyens que nous leur opposons. Il faut nous familiariser avec les formes cliniques si nombreuses du strabisme pour savoir quand la ténotomie est indiquée et comment nous devons la pratiquer. Il y aurait donc pour compléter cette étude à préciser les indications du reculement musculaire, mais cette question trouvera mieux sa place dans le dernier chapitre, où nous traiterons, d'une manière générale, des indications dans le traitement du strabisme.

AVANCEMENT MUSCULAIRE.

L'avancement musculaire a été imaginé par Jules Guérin pour remédier au strabisme divergent secondaire, après une ténotomie malheureuse. Après avoir détaché le tendon du muscle droit interne trop reculé, on favorisait sa soudure à un endroit plus rapproché de la cornée à l'aide d'une anse de fil fixée d'une part au globe de l'œil, au niveau de l'insertion de l'antagoniste, d'autre part à la peau du nez, à travers la fente palpébrale, de manière à tenir l'œil en adduction forcée pendant la cicatrisation. De Græfe ajouta à ce procédé le reculement de l'antagoniste. Critchet (1862), le premier, eut l'idée de fixer le tendon à la conjonctive péricornéale à l'aide de sutures. L'avancement musculaire, d'abord réservé au strabisme secondaire, a reçu une application plus générale pour augmenter l'action du reculement dans tous les cas de strabisme un peu élevé. On pratique même l'avancement seul, sans la section de l'antagoniste, pour les faibles degrés de déviation.

Les détails anatomiques dans lesquels je suis entré à propos de la ténotomie pour reculement me permettront d'être bref en ce qui concerne l'avancement et les autres opérations.

Dans l'avancement comme dans le reculement, il y a deux choses à considérer, le rôle dynamique et le rôle mécanique de l'opération. Nous devons en outre nous demander quel est le meilleur moyen d'assurer la solidité de la nouvelle insertion et aussi d'éviter les effets du reculement si cette nouvelle insertion vient à céder.

En avançant l'insertion du muscle, en la rapprochant du pôle antérieur de l'œil, on augmente son action, pour la même raison que dans le reculement on l'affaiblit. Ce rôle dynamique de l'opération est indépendant du procédé opératoire, pourvu que l'avancement du tendon soit effectif et que la nouvelle insertion soit suffisamment solide.

En avançant le tendon, nous faisons autre chose, nous éloignons l'insertion antérieure du muscle de son insertion postérieure au fond de l'orbite et si nous supposons inextensible la corde représentée par le muscle cela équivaut au raccourcissement de cette corde, tendant à déplacer l'œil dans le sens du muscle. Le muscle étant de fait allongé, l'opération remédie de la sorte à son allongement. Voilà une première manière d'envisager le rôle mécanique de l'opération, mais ce n'est pas le seul, ni peut-être le plus important. Le muscle n'est pas une corde inextensible. En vertu de son élasticité, le tissu musculaire, je l'ai dit, s'adapte assez facilement aux différentes positions des organes et je suis convaincu que si le muscle avancé était complètement isolé des parties fibreuses qui l'entourent, de ses connexions avec la capsule et avec le bord orbitaire, la traction qu'il exercerait sur l'œil serait inefficace.

Dans l'avancement musculaire, et dans toutes les opérations du strabisme, il faut tenir compte de ce que l'on pourrait appeler les expansions antérieures de la capsule à l'orbite, représentées surtout par les adhérences prémusculaires que l'on doit distinguer en postérieures et antérieures. Dans leur ensemble, ces expansions antérieures peuvent être figurées par une corde allant de l'insertion tendineuse du muscle au bord de l'orbite, c'est-à-dire ayant une direction opposée à celle de l'aileron. Le déplacement vers la cornée de l'extrémité antérieure de cette corde, aura pour effet de déplacer le pôle antérieur de l'œil vers l'autre insertion. C'est par ces connexions de la capsule avec le globe oculaire, avec les insertions musculaires d'une part, avec le pourtour de l'orbite d'autre part, qu'on doit expliquer une bonne partie de l'action de nos opérations, non seulement dans l'avancement musculaire, mais dans la ligature conjonctivale dans l'avancement et dans le reculement capsulaire dont nous allons parler. C'est aussi ce qui nous permet de comprendre que, par certaines manières de procéder, nous puissions combiner l'action de l'avancement musculaire et de l'avancement capsulaire.

Effectivement, nous pouvons augmenter l'effet opératoire si au lieu de porter notre attention uniquement sur l'insertion du tendon nous cherchons à comprendre dans les ligatures le plus possible de parties fibreuses, soit du côté de la cornée, soit du côté du muscle. Dans l'action sur la capsule, on est toutefois limité par la nécessité de passer les fils dans l'extrémité du tendon et par l'obligation de ne pas faire empiéter ce tendon sur la cornée. On tourne la difficulté par la résection du tendon, d'après le procédé d'Agnew.

Nous devons chercher à faire de l'avancement capsulaire en même temps que l'avancement musculaire pour une autre raison, pour obtenir une insertion nouvelle plus solide. Nous savons en effet qu'il ne faut guère compter sur une soudure directe du tendon à la sclérotique, que la nouvelle insertion se fait presque exclusivement par l'intermédiaire de la capsule. Nous avons donc tout intérêt à prendre dans la ligature le plus possible de la membrane fibreuse.

Une autre précaution à prendre est de borner l'excision de la conjonctive et du tissu épiscléral à un petit lambeau situé entre le tendon et la cornée, lambeau qui sera naturellement plus étendu dans l'avancement pour strabisme secondaire. Il faut en tout cas respecter les adhérences latérales du tendon à la capsule et cela pour deux raisons. D'abord parce que les ligatures sont, de la sorte, beaucoup plus efficaces pour amener la rétraction de la capsule qui constitue un des facteurs de l'opération, ensuite parce qu'on prévient ainsi les effets du reculement si les ligatures viennent à lâcher.

Le procédé opératoire de M. Abadie (1) me paraît répondre à ces indications et c'est ainsi, je crois, que la majorité des opérateurs procèdent. Cependant Schweigger (2) a une conduite toute opposée. Il détache le plus complètement possible le

(1) ABADIE. De la correction du strabisme monolatéral excessif. *Arch d'opth.*, juin 1883.
(2) SCHWEIGGER, *Handbuch der Augenheilkunde*, 1873.

muscle de ses adhérences à la capsule et il fixe le tendon du muscle au lambeau conjonctival contigu à la cornée. Ce procédé a été adopté par Bronner (1) qui remarque toutefois que le lambeau conjonctival n'offre pas un point d'attache suffisant et qui cherche à fixer le tendon directement à la sclérotique. La discussion qui a suivi la communication de Bronner et à laquelle ont pris part Juler, Eales, Cowel, Power, prouve que ce procédé n'a pas l'approbation de tous ses compatriotes et que l'évolution des idées se fait en Angleterre dans le même sens qu'en France, car les procédés de Eales et Cowel appartiennent plutôt à l'avancement capsulaire qu'à l'avancement musculaire, puisqu'ils ne détachent pas l'insertion du tendon. J'en dirai autant du procédé de Lagleize (2) de Buenos-Ayres qui, sans détacher le tendon, fait passer l'anse du fil dans le corps du muscle plus ou moins loin de la cornée suivant l'effet à obtenir, en se servant d'un mode de suture qui semble avoir été déjà employé par Argyl Robertson pour l'avancement musculaire proprement dit. Je pense qu'il faut faire rentrer dans l'avancement capsulaire tous les procédés où l'on ne détache pas le tendon. Je ne crois pas beaucoup à l'influence du plissement du muscle sur lequel certains opérateurs basent leurs procédés.

Pour prévenir les effets du reculement si les ligatures viennent à céder trop tôt, Motais propose de faire la ténotomie partielle en laissant une languette fibreuse médiane. Cette languette s'oppose forcément au déplacement de l'insertion directe en avant et rend illusoires les effets de l'avancement musculaire proprement dit. C'est donc comme le fait remarquer de Wecker une sorte d'avancement capsulaire que Motais fait aussi.

Au résumé, on voit que l'avancement musculaire, fait de certaines manières, peut avoir trois modes d'action, directement opposés à ceux du reculement. Il augmente la force du muscle, il remédie à son raccourcissement, il provoque la rétraction de la capsule.

(1) BRONNER, *Transaction of the ophtal. Society.* 1891, p. 143.
(2) LAGLEIZE. Traitement du strabisme par le raccourcissement des muscles droits. *Arch. d'ophtal.*, nov. 1892.

AVANCEMENT CAPSULAIRE.

L'avancement capsulaire a été proposé en 1883 par de Wecker (1), Kalt (2) dans ses expériences sur les animaux a fait une bonne étude anatomique de cette opération qui repose sur ce fait, qu'en agissant sur la capsule ou ses émanations, on peut déplacer l'axe de l'œil tout comme en agissant sur les muscles.

Voici comment de Wecker décrit l'opération : « A-t-on à faire à un strabisme convergent ? nous détachons près du bord externe de la cornée une demi-lune de conjonctive de 3 à 4 millimètres de longueur, en donnant au lambeau une légère concavité du côté de la cornée. Le retrait de la conjonctive met à nu l'insertion tendineuse du droit externe et nous permet d'établir une boutonnière dans la capsule près des deux extrémités du tendon, en ayant soin de dégager la capsule au-dessous du muscle et latéralement. On place alors deux sutures : une au-dessus et l'autre au-dessous du diamètre vertical de la cornée. La suture prend en ces points situés près du bord cornéen, un pont formé de la conjonctive et du tissu sous-conjonctival pour ressortir dans la plaie conjonctivale. L'aiguille est alors introduite dans la boutonnière de la capsule, glisse sous le tendon et ressort en traversant le tendon, la capsule et la conjonctive en un point placé un peu en arrière de l'insertion du droit externe, près du milieu de ce tendon. Les extrémités des sutures étant momentanément rejetées vers la tempe on procède au détachement du droit interne.... La fermeture des deux sutures constitue le dernier temps de l'opération. Elles peuvent rester plusieurs jours en place. On les retire le lendemain ou le surlendemain, si l'œil jette, c'est-à-dire si l'on ne s'est pas servi de fils soigneusement désinfectés ». *Bulletin de la société française d'ophtal.*, 1883, p. 22.

Dans son travail récent, que j'ai déjà cité, de Wecker semble avoir modifié un peu sa manière de faire. Les modifications

(1) DE WECKER, *Sur l'opération du strabisme ... moyen de l'avancement capsulaire.* Note présentée à l'Académie des Sciences, 15 oct. 1883.

(2) KALT, *Recherches anatomiques et physiologiques sur les opérations du strabisme, Arch. d'opht.*, sept. oct. 1886.

résident en ceci, qu'il n'attache pas une grande importance à l'étendue de l'excision et du dégagement de la capsule « la simple incision conjonctivale suffit ». La seconde consiste en ce que l'aiguille est passée dans le muscle lui-même quand on veut obtenir un effet plus accusé. L'opération perd ainsi un peu son caractère d'avancement capsulaire.

Pour nous rendre compte de la valeur des détails techniques de l'avancement capsulaire, il faut, comme dans les autres opérations du strabisme, savoir comment agit l'opération, connaître exactement ce que nous voulons obtenir, et comment nous pouvons l'obtenir.

On peut concevoir trois modes d'action à l'avancement capsulaire.

Comme il est presque toujours combiné avec le reculement musculaire, il peut agir à la manière des sutures de Græfe et de Knapp en favorisant le reculement du tendon et sa cicatrisation dans des conditions plus favorables. C'est là certainement un de ses modes d'action, mais ce n'est pas le principal. Nous ne devons pas demander à l'avancement capsulaire une action indirecte et transitoire, mais une action directe et permanente sur la capsule. Cette action directe on peut d'ailleurs la concevoir encore de deux manières. Elle peut s'exercer par l'intermédiaire du muscle en modifiant ses rapports avec la capsule et, par elle, avec le globe de l'œil. C'est ainsi que de Wecker comprend l'opération, qui agirait en modifiant l'insertion ténonienne ou indirecte du muscle, en raccourcissant cette insertion suivant une ligne représentée par la direction des sutures. Mais l'insertion directe du tendon restant en place, on ne conçoit pas le raccourcissement effectif de l'insertion ténonienne sans un plissement du tendon ou du muscle. Or le plissement définitif du tendon ou du muscle reste à démontrer. M. Kalt dont l'attention s'est portée sur ce point n'a jamais pu le trouver dans ses expériences sur les animaux. Jusqu'à preuve du contraire, je ne crois pas que l'opération ainsi comprise puisse donner un bien grand résultat.

Je crois que l'opération agit sur la capsule elle-même en déterminant sa rétraction, en produisant artificiellement ce que la nature réalise dans les déviations persistantes de l'œil. Elle agit surtout par le raccourcissement de la corde allant de la cornée au bord de l'orbite, figurant ce que j'ai appelé les expansions antérieures de la capsule à l'orbite.

Cela admis, notre but doit être de déterminer la rétraction de la capsule par deux bonnes sutures qui doivent agir, ainsi que je l'ai dit dans ma note sur le débridement capsulaire, à la manière des *sutures de Gaillard*, c'est-à-dire produire une rétraction cicatricielle. La partie de la capsule que l'on excise et que l'on dégage n'a pas grande importance comme l'a reconnu de Wecker. Les deux détails importants sont de trouver aux extrémités de l'anse, du côté de la cornée et du côté du muscle, une résistance suffisante, et de laisser les sutures suffisamment longtemps pour qu'elles déterminent la rétraction cicatricielle que nous leur demandons.

Du côté de la cornée l'aiguille doit pénétrer profondément non seulement dans la conjonctive et le tissu épiscléral, mais encore, si possible, dans les couches superficielles de la sclérotique. La position de l'autre extrémité de l'anse du fil est la partie la plus délicate. Il est certain, toute interprétation théorique à part, qu'en pénétrant franchement dans le muscle, comme le fait de Wecker, l'opération est plus facile et plus sûre parce qu'on donne ainsi à la suture un point d'attache plus résistant. Ce n'est pourtant pas le tissu musculaire qui donne cette résistance, car dans les expériences de Kalt les fibres musculaires comprises dans l'anse ont toujours été coupées, mais on prend plus facilement dans la suture soit la gaîne, soit l'épaississement péri-musculaire de la capsule. D'autre part, en prenant le muscle dans la ligature, l'opération est quelquefois douloureuse, les ligatures mal supportées doivent être enlevées le deuxième ou le troisième jour et le but de l'opération peut ainsi être manqué. Quant à moi, je ne cherche pas à comprendre systhématiquement le muscle dans l'anse de fil. Je saisis avec une pince, parallèlement au muscle, la conjonctive et la capsule sous-jacente et je passe l'aiguille à la base du pli ainsi formé, en rasant le plus possible le bord du muscle. Je ne passe l'aiguille dans le muscle que très exceptionnellement, si l'aiguille ne trouve pas dans l'aponévrose une résistance suffisante, résistance qui est très variable suivant les individus.

En pratiquant une antisepsie rigoureuse et en enlevant les

sutures le quatrième jour, il m'est arrivé de voir le plissement capsulaire s'effacer complètement et l'effet de l'opération être nul. Ces sutures ne sont bien efficaces que si elles produisent un certain degré de réaction inflammatoire. Quand cette réaction fait défaut, il ne faut pas craindre de les laisser sept et même huit jours. On n'aura pas à craindre ainsi de voir l'effet immédiat diminuer plus ou moins, quand on enlève les sutures. Bien au contraire, il arrive parfois que, par suite de la rétraction cicatricielle, l'effet augmente dans le mois qui suit l'opération, contrairement à ce qui a lieu dans le reculement simple. Ces sutures ont l'inconvénient de laisser après elles de l'épaisissement et de la rougeur de la conjonctive qui d'ailleurs disparaissent complètement après un mois ou six semaines.

L'avancement capsulaire a donc selon moi une action sur le globe de l'œil presque exclusivement mécanique. Il est sous ce rapport inférieur à l'avancement musculaire qui à cette même action mécanique joint un effet dynamique. Je crois cependant l'avancement capsulaire destiné à remplacer avantageusement l'avancement du muscle parce que, sans toucher aux insertions, on peut obtenir pour le redressement de l'œil autant et même plus d'effet.

DÉBRIDEMENT OU RECULEMENT CAPSULAIRE.

J'ai proposé le débridement de la capsule combiné à l'avancement au niveau de l'antagoniste pour remplacer, dans certains cas, la ténotomie (1). Je pratique actuellement l'opération simplifiée, de la manière suivante :

Pour le débridement au niveau du droit interne, où l'opération sera le plus souvent indiquée, l'œil est attiré en dehors à l'aide d'une pince confiée à un aide. Avec une seconde pince à dents de souris on soulève un pli horizontal de la conjonctive entre l'insertion du tendon et la caroncule. L'incision de ce pli conjonctival donne une ouverture verticale que l'on agrandit en haut et en bas de manière à lui donner 12 à 15 millimètres de longueur. On dissèque la lèvre interne en dé-

(1) *Opération du strabisme sans ténotomie.* Note à l'Académie des Sciences, 14 avril 1890.

tachant les adhérences prémusculaires jusqu'au voisinage de la caroncule. Le muscle étant mis à nu, on saisit avec la pince la capsule, au ras de ses bords, et l'on y fait deux boutonnières. Dans chaque boutonnière on introduit une branche des ciseaux courbes et l'on pratique en rasant la sclérotique deux sections de la capsule dirigées en haut et en bas, un peu en arrière. Chaque section doit avoir de 8 à 10 millimètres suivant l'effet à obtenir.

On fait ensuite l'avancement capsulaire comme je l'ai indiqué. Après l'application des ligatures capsulaires, si l'effet n'est pas aussi accusé qu'on le désire, on s'assure à l'aide du crochet que le débridement de la capsule est suffisant et le muscle bien isolé. On termine l'opération en réunissant par une suture légère les bords de la conjonctive de manière que le lambeau nasal recouvre la plaie capsulaire.

La suture conjonctivale peut être enlevée après 24 ou 48 heures. Les ligatures capsulaires doivent être laissées cinq à six jours et même plus, quand la réaction inflammatoire est faible.

L'effet plus ou moins grand du débridement capsulaire dépend des détails techniques suivants: D'abord de l'étendue du débridement; puis de la position de ce débridement. Plus il est éloigné de la cornée et s'approche de l'équateur, plus il est efficace. En troisième lieu de la section plus ou moins complète des adhérences prémusculaires, et, d'une manière générale, de l'isolement plus ou moins complet du muscle des parties fibreuses qui l'entourent.

L'effet définitif sera encore d'autant plus accusé que la réaction inflammatoire sera plus faible au niveau du débridement. Il faut donc faire l'antisepsie rigoureuse, éviter l'introduction inutile et trop répétée des instruments dans la plaie, faire la suture aseptique de la conjonctive qui donne une plaie sous-conjonctivale de la capsule.

Par contre, un certain degré de réaction inflammatoire au niveau des ligatures capsulaires est à rechercher. C'est pour cela qu'il faut laisser assez longtemps ces sutures lorsque par suite d'une bonne antisepsie la réaction est faible.

Cette opération donne des résultats dans toutes les formes du strabisme, mais si l'on veut se rendre compte de son efficacité et de son principal mode d'action qui est de remédier à la rétraction de la capsule, c'est dans les vieux strabismes avec limitation notable du champ de regard du côté opposé à la déviation, qu'il faut la pratiquer. Dans ces conditions, où une ténotomie ordinaire donne peu de chose ou même rien, on peut facilement obtenir sans toucher aux insertions musculaires un redressement de 25 à 30°. Chez un malade de 50 ans que j'ai opéré récemment pour un strabisme excessif de 55° datant de la première enfance, j'ai obtenu un redressement de 40°.

J'ai fait plusieurs fois l'expérience suivante : L'opération terminée, avant de faire la suture conjonctivale qui recouvre la plaie capsulaire, j'examine au périmètre l'effet obtenu, et quand cet effet n'est pas suffisant, je pratique immédiatement la ténotomie. Or il arrive parfois que le détachement du tendon n'ajoute rien à l'effet immédiat produit par l'opération purement capsulaire. Dans d'autres cas la ténotomie augmente l'effet opératoire, soit qu'elle remédie au raccourcissement effectif du muscle, soit qu'il persiste encore des expansions de la capsule à l'orbite par l'intermédiaire du muscle, ce qui est plus probable. Car je ferai remarquer qu'il serait facile de remédier au raccourcissement du muscle proprement dit en faisant son élongation par des tractions à l'aide du crochet. Or il ne m'a pas semblé que cette élongation fût très utile. Je dois dire toutefois que je l'ai pratiquée rarement, cherchant, pour me faire une opinion, à faire les différentes opérations dans toute leur pureté, sans avoir recouru à des procédés mixtes.

Cette opération a le grand mérite de nous mettre à l'abri des insuffisances musculaires qui constituent le principal danger de la ténotomie, mais elle nous prive aussi des avantages de cette insuffisance. Il y aura donc lieu d'étudier si en combinant les débridements plus ou moins larges de la capsule avec l'élongation du muscle, avec la section partielle de ses fibres ou avec la ténotomie partielle, on ne peut pas l'affaiblir tout en évitant les inconvénients du reculement. Ce serait l'idéal à réaliser.

J'examinerai dans le chapitre suivant, les principales indications cliniques du débridement ou reculement capsulaire.

III

LES INDICATIONS DANS LE TRAITEMENT
DU STRABISME

Dans l'étude que je viens de faire des procédés optiques et opératoires employés dans le traitement du strabisme, je me suis efforcé d'en préciser le mécanisme, de définir le mode d'action spécial à chacun d'eux en l'opposant aux facteurs pathologiques que nous avons à combattre, j'ai insisté sur la signification et l'importance des détails techniques de chaque opération. C'est dans un travail d'analyse de ce genre qu'il faut chercher les principes d'un traitement rationnel. Mais la question a un autre aspect, l'analyse doit être complétée par la synthèse ; il ne suffit pas de connaître nos ressources thérapeutiques, il faut savoir en faire un usage judicieux.

En présence des nombreuses variétés cliniques du strabisme, quelle est la conduite à tenir, à quels moyens devons-nous avoir recours, que pouvons-nous attendre des procédés optiques, quand devons-nous opérer, comment devons-nous opérer ?

C'est ici qu'intervient le rôle du clinicien, rôle toujours important et que nuls préceptes ne sauraient remplacer. Sans chercher à préciser les indications du traitement pour toutes les éventualités qui peuvent se produire, il est cependant nécessaire d'indiquer la conduite à tenir pour les cas qui se présentent le plus habituellement à notre observation.

Pour comprendre la difficulté de formuler les indications thérapeutiques du strabisme, il faut nous rappeler les diverses causes qui peuvent entretenir la déviation, leurs combinaisons chez un même sujet, les transformations que le temps imprime à l'affection et que nous avons étudiées sous le nom de modifications secondaires. Dans un strabisme au début et dans un strabisme ancien, nous nous trouvons le plus souvent en présence d'influences très distinctes, et les deux strabismes, fussent-ils du même genre et du même degré, peuvent constituer, malgré la similitude du symptôme, deux affections assez profondément différentes. Dans le premier cas, il s'agit d'un simple trouble nerveux qui sera passager ou définitif. Dans le second, la déviation est entretenue surtout et même exclusivement par la rétraction des tissus périoculaires. C'est ce qui a lieu en particulier dans certains strabismes convergents où la synergie de convergence est nulle, ce qui signifie que l'excès d'innervation de convergence du début a été remplacé par l'abolition complète de cette même innervation. Une pareille modification du trouble nerveux aurait déterminé le redressement spontané des yeux et même la production d'un strabisme divergent, sans la rétraction des tissus périoculaires. C'est cette rétraction seule qui maintient la déviation dans les cas de ce genre.

Entre ces deux types extrêmes de strabisme, l'un purement nerveux et de siège cérébral, l'autre par rétraction des tissus et de siège oculaire, il y a tous les degrés intermédiaires où les deux ordres d'influences se combinent de manière à produire les individualités si nombreuses que l'on rencontre dans la pratique, individualités que les modifications de l'appareil sensoriel accusent encore davantage.

Il faut ajouter que le traitement du strabisme convergent et celui du strabisme divergent, malgré certains points communs, sont assez différents. Ces deux espèces de strabisme ne se distinguent pas seulement par le caractère objectif de l'excès de convergence ou de divergence, ils diffèrent aussi par la nature des influences qui déterminent ou entretiennent la déviation. Ils diffèrent encore par l'évolution dont il faut tenir grand compte dans l'application de nos moyens thérapeutiques. Il y a donc lieu d'étudier séparément le strabisme convergent et divergent, au point de vue du traitement comme au point de vue de l'étiologie.

STRABISME CONVERGENT.

On ne doit pas opérer un strabisme convergent hypermétropique sans avoir au préalable essayé le traitement dioptrique par correction de l'amétropie. L'indication est d'autant plus formelle que l'hypermétropie est plus forte et le strabisme moins ancien. Alors même qu'il est insuffisant, le traitement dioptrique peut nous fournir des renseignements utiles sur la conduite à tenir dans l'opération et sur le secours que nous pouvons en attendre après l'opération.

Trois éventualités peuvent se produire dans le traitement par les verres.

a) Le strabisme disparaît immédiatement ou après quelques jours, tout en se reproduisant dès qu'on enlève les lunettes. La guérison par le seul traitement optique est alors certaine, mais la durée de ce traitement peut être plus ou moins longue. L'usage des verres étant doublement indiqué par le strabisme et par l'hypermétropie, il faut temporiser. La guérison définitive, c'est-à-dire celle qui persiste malgré la suppression des verres, se produit quelquefois rapidement au moment de la croissance.

b) Le redressement des yeux sous l'action des verres est seulement partiel. La guérison est encore possible par le seul traitement optique mais elle est incertaine. En tout cas, la déviation ne peut que diminuer avec le temps. Le traitement optique doit être continué au moins pendant cinq ou six mois, surtout si le sujet est jeune. S'il n'y a pas de tendance à la guérison, on doit opérer. Dans les cas de ce genre, nous pouvons compter sur l'action des verres après l'opération et si le strabisme est d'un degré un peu élevé, il ne faut pas demander à l'opération la correction totale de la déviation.

c) Les verres après quelques mois d'essaie ne donnent aucun résultat. On doit opérer.

Les instillations périodiques d'atropine sont le seul moyen à employer chez les très jeunes sujets, au-dessous de 4 ans qui ne sont pas en état de porter des lunettes. On pourra ainsi attendre le moment opportun pour l'opération ou l'usage des verres. L'atropine instillée périodiquement dans un seul œil peut être utile pour favoriser l'alternance et empêcher le développement de l'amblyopie.

Le redressement des yeux est facilité dans certains cas par la combinaison avec les verres convexes de prismes à base temporale dont on diminue progressivement la force.

Les exercices stéréoscopiques ou autres, ayant pour but de solliciter la vision binoculaire et le fusionnement, sont utiles pour hâter et consolider la guérison. Ils devront être faits d'abord avec les verres correcteurs puis sans les verres quand l'amétropie n'est pas trop forte. Si l'amétropie n'existe pas ou si elle a un rôle secondaire, les exercices stéréoscopiques sont encore utiles, surtout quand le strabisme est récent, quand il n'a pas complètement perdu le caractère périodique et que la diplopie s'obtient facilement. Lorsque l'amblyopie est prononcée, lorsque l'œil dévié ne se redresse pas franchement pour fixer quand on couvre l'œil sain, lorsque le champ visuel est altéré, nous n'avons rien ou peu de chose à attendre de ces exercices.

Dans le strabisme convergent périodique on doit, sauf de rares exceptions, s'abstenir d'intervention chirurgicale. Cette variété de strabisme guérit presque toujours, soit spontanément, soit par le traitement optique.

La ténotomie pour reculement, qui peut remédier aux trois causes de la déviation, le trouble nerveux, les rétractions fibreuses, le raccourcissement du muscle, est l'opération qui, dans le strabisme convergent, trouve les indications les plus générales. Mais c'est aussi celle qui a les plus grands inconvénients, par la perturbation qu'elle apporte dans l'association des mouvements des yeux, et par les conséquences éloignées de l'insuffisance musculaire opératoire.

D'une manière générale, dans le strabisme convergent, il faut demander d'autant moins à la ténotomie que le sujet est plus jeune, l'affection moins ancienne et la rétraction fibreuse moins prononcée.

Avant de procéder à une opération, il faut toujours nous renseigner sur l'existence et le degré de rétraction des tissus périoculaires. Nous avons pour cela plusieurs moyens. D'abord l'exploration du champ de regard sur l'importance de laquelle Schneller et Landolt ont avec raison insisté. Mais les modifications de l'arc excursif des mouvements n'ont pas la signification que ces auteurs lui ont attribuée. Quand l'abduction est limitée dans le strabisme convergent, ce n'est pas précisément parce que le muscle droit externe est affabli, c'est à cause des obstacles que la rétraction fibreuse oppose à son action. Ces modifications de l'arc excursif des mouvements n'ont de signification que lorsqu'elles sont bien accusées, il faut tenir compte des différences individuelles et de celles qui sont en rapport avec l'amétropie. Chez les enfants, l'exploration du champ de regard est d'ailleurs le plus souvent impossible, mais nous avons d'autres moyens plus faciles de nous renseigner. La mobilité dans le degré de la déviation indique que la rétraction est peu prononcée ou fait défaut. On peut encore exclure plus sûrement son influence quand le strabisme disparaît à certains moments, quand les yeux se redressent sous l'action des verres, de l'atropine ou du sommeil.

Lorsque chez un enfant nous avons acquis la certitude que la rétraction n'existe pas, et le cas se présente très fréquemment, nous devons opérer avec réserve. Il ne faut pas demander à la ténotomie seule un effet supérieur à 15 ou 20° et si la déviation dépasse 30°, il ne faut pas demander la correction totale immédiate de la déviation ni à la ténotomie simple, ni à la ténotomie combinée. Le mieux, dans les cas de ce genre, est de pratiquer une ténotomie simple avec débridement modéré de la capsule, de manière à obtenir un redressement de 15 à 20°. Le plus souvent le traitement optique achèvera la guérison et l'achèvera d'une manière rapide. Il y a même des cas où, sans le secours du traitement optique, la déviation restante ne tarde pas à disparaître.

Lorsqu'après cinq à six mois il n'y a pas de tendance à la diminution de la déviation restante, on sera autorisé à pratiquer une seconde opération. En règle générale, cette seconde opération sera une ténotomie faite sur l'œil fixant.

L'utilité d'opérer l'œil fixant dans le strabisme monolatéral, quand une seconde opération est nécessaire, a été reconnue par de Græfe et bien d'autres qui ont été conduits à cette pratique par l'observation clinique, bien qu'elle fût contraire à la théorie du raccourcissement musculaire. Mais cette manière de faire n'a pas seulement la sanction de l'expérience clinique, elle est en parfaite conformité avec la nature du strabisme. En examinant la question de savoir si le strabisme doit être considéré comme un trouble portant sur un œil ou sur les deux, j'ai conclu en disant que « si au lieu de confondre le strabisme avec son principal symptôme, nous l'envisageons dans sa nature même, si nous considérons le trouble d'innervation qui le produit aussi bien que les modifications anatomiques de l'œil qui l'accompagnent, on peut dire que l'altération porte sur les deux yeux » (*Ann. d'ocul.*, mars 1892, p. 177).

On est donc autorisé à opérer les deux yeux dans certains cas, non seulement de strabisme alternant, mais aussi de strabisme monolatéral. J'irai même plus loin en disant que si le strabisme n'est pas trop ancien et si nous pouvons espérer le rétablissement de la vision binoculaire, dans le but de moins troubler l'association des mouvements oculaires, on devrait repartir systhématiquement l'insuffisance musculaire opératoire sur les deux yeux. Mais il faut tenir compte de la répugnance des malades ou des parents à laisser pratiquer une seconde opération, surtout sur l'œil sain.

Il peut arriver d'ailleurs qu'après une ténotomie sur l'œil dévié, l'œil sain se mette à loucher. Ce strabisme secondaire de l'œil fixant sur lequel on a beaucoup discuté s'explique naturellement. Il disparaît d'ailleurs en général spontanément et ne doit pas nous préoccuper beaucoup. Je le considère même comme une considération favorable pour le rétablissement de la vision binoculaire et la guérison parfaite, car il atteste la faculté de fixation de l'œil dévié.

Lorsque nous devons demander à une seule opération un effet supérieur à 20 ou 25°, il faut combiner la ténotomie avec l'avancement musculaire, ou mieux, avec l'avancement capsulaire. Ce n'est pas que l'on ne puisse obtenir de la ténotomie seule un effet supérieur à 25°, mais ce serait au prix d'une insuffisance musculaire trop prononcée. L'avantage de l'opération combinée ne réside pas seulement dans la possibilité d'obtenir un effet plus considérable, mais aussi d'obtenir un même effet en atténuant les inconvénients de l'insuffisance musculaire.

Dans les strabismes anciens où l'amblyopie est très prononcée, la vision binoculaire irrémédiablement perdue et les phénomènes de rétraction très accusés, nous n'avons pas tant de ménagements à garder. Nous sommes autorisés à opérer plus largement sans avoir à craindre les effets ultérieurs de l'insuffisance musculaire. Notre préoccupation ne doit pas être de trop faire, comme chez les jeunes sujets, mais de ne pas faire assez. C'est ici que l'exploration du champ de regard sera utile pour nous renseigner sur le degré de la rétraction et la

manière d'opérer. Il y a des cas de strabisme convergent ancien où le mouvement d'abduction est limité à 30 et même 20°.
Nous pouvons être certains que dans ces conditions, une ténotomie ordinaire donnera peu ou même pas de résultat. Si
nous voulons obtenir un effet suffisant, nous ne devons pas
chercher à agir seulement sur les insertions musculaires, directes ou indirectes, mais sur la capsule elle-même pour remédier à la rétraction dont elle est le siège. Il faut débrider
la capsule d'après les principes que j'ai posés, c'est-à-dire en
s'éloignant plus ou moins de la cornée et en pratiquant la section en haut et en bas dans une direction perpendiculaire au
muscle. Si l'on combine la ténotomie ainsi faite avec l'avancement ou les ligatures capsulaires on peut obtenir un redressement de 30, 40 degrés et même davantage par une seule
opération, dans des cas où, je le répète, une ténotomie ordinaire n'eut presque rien donné.

Dans quelle mesure les opérations purement capsulaires
pourront-elles remplacer les sections tendineuses dans le
traitement du strabisme?

L'avenir nous l'apprendra et je ne voudrais pas porter un
jugement prématuré sur cette question. De Wecker formule
déjà nettement son opinion. « Primitivement, dit-il, on vou-
lait guérir le strabisme par des myotomies, on est arrivé ensuite à faire des ténotomies, on finira par des avancements et
reculement capsulaires, après avoir reconnu que ce n'est
pas par les insertions tendineuses directes que la régularisa-
tion des mouvements s'opère, mais bien par la capsule, dans
laquelle le globe oculaire se trouve enchassé ». (*Archiv. d'o-
pht.*, janv. 1893, p. 19).

Je ne suis pas aussi radical. Je crois que la ténotomie bien
maniée, judicieusement appliquée, reste et restera longtemps
notre principale ressource dans le traitement du strabisme.

Nous devons tendre cependant à restreindre le nombre des
ténotomies pour reculement ou avancement, en nous fa-
miliarisant avec les opérations qui ne portent que sur la
capsule et qui nous mettent à l'abri des inconvénients im-
médiats où éloignés des insuffisances musculaires. Voici les
cas ou le débridement capsulaire peut remplacer la ténotomie.

Il est indiqué dans le strabisme convergent datant de quelques années lorsque la déviation après avoir diminué spontanément reste stationnaire. Il est encore indiqué dans les strabismes qui ne se redressent que partiellement avec les verres. Tous les faibles degrés de strabismes assez anciens sont encore justiciables du débridement de la capsule.

C'est dans les forts degrés de strabismes anciens, avec rétraction prononcée des tissus, que l'efficacité du débridement est surtout manifeste, mais comme dans les cas de ce genre l'effet de toute opération est généralement inférieur à ce que nous désirons, il vaut mieux ne pas renoncer à l'appoint de l'insuffisance musculaire et pratiquer une ténotomie avec débridement plus ou moins prononcé de la capsule.

Lorsque le débridement capsulaire n'a pas donné un résultat définitif suffisant, on a d'ailleurs toujours la ressource de pratiquer ultérieurement la ténotomie, avec cet avantage qu'en pratiquant le reculement du muscle après un certain temps, on peut plus facilement doser l'effet opératoire.

Le débridement capsulaire est contre-indiqué dans le cas où le degré de la déviation est très mobile et la nature purement nerveuse du strabisme bien caractérisée. Ce n'est pas qu'il ne puisse donner des résultats dans les strabismes de cette nature, où l'on obtient quelquefois beaucoup avec peu de chose, mais ces résultats sont incertains, et la ténotomie est préférable.

On a beaucoup discuté la question de savoir à quel âge il convient d'opérer le strabisme convergent qui, en général, se développe de bonne heure, quelquefois immédiatement après la naissance. Il n'y a pas, à proprement parler, d'âge plus ou moins favorable pour l'opération, cela dépend des cas. L'indication générale est de corriger la déviation le plutôt possible, par un moyen quelconque, afin de prévenir le vice de développement de l'appareil visuel, l'amblyopie, la perte définitive de la vision binoculaire. Mais, d'autre part, il y a des circonstances où il faut temporiser.

Nous ne devons pas perdre de vue qu'il est d'autant plus difficile de calculer l'effet éloigné d'une opération que le sujet est plus jeune, que cette opération, même sans aboutir au strabisme divergent secondaire, peut, pour son propre compte, compromettre la vision binoculaire par la perturbation qu'elle apporte dans les mouvements de convergence. Il faut considérer d'autre part que les résultats obtenus par les différents modes de traitement optique sont incontestablement supérieurs à ceux du traitement chirurgical. Il y a donc lieu de leur demander le plus possible dans la guérison du strabisme convergent, où le temps est d'ailleurs un des facteurs de la guérison. Il faut temporiser toutes les fois que nous avons des raisons de compter sur leur efficacité et en particulier dans les cas où nous pouvons transformer un strabisme fixe en strabisme périodique et exercer efficacement la vision binoculaire.

Par contre, lorsque le traitement optique est inapplicable ou inefficace, je suis d'avis d'opérer le plus tôt possible, même avant l'âge de 2 ans, sous cette réserve, que plus l'enfant est jeune, moins il faut rechercher une correction totale immédiate. Chez les très jeunes enfants il faut pratiquer une ténotomie avec reculement modéré, sans se préoccuper du degré de redressement et attendre un an ou deux l'effet de cette opération. On en pratiquera une seconde sur l'autre œil si cela est nécessaire.

STRABISME DIVERGENT.

Le traitement optique est beaucoup moins efficace dans le strabisme divergent que dans le convergent. Il ne sera utile que tout à fait au début, lorsque l'affection est à l'état de strabisme latent, et dans quelques cas de strabisme périodique.

Les verres concaves sont particulièrement indiqués quand l'insuffisance de convergence se développe en même temps que la myopie. Ils agissent par l'intermédiaire de l'accommodation, en sollicitant une plus forte convergence.

Le défaut de fusionnement étant le facteur principal du strabisme divergent, on aura recours aux procédés qui s'adressent à ce facteur. Malheureusement les causes qui amènent le défaut de fusionnement et par suite le défaut de développement de l'innervation ou de convergence, sont souvent congénitales et notre intervention est presque toujours trop tardive.

Tout ce qui facilite la vision binoculaire facilite le fusionnement. Dans ce but, les verres concaves sont formellement indiqués dans les forts degrés de myopie, lorsque le punctum remotum est à une distance telle que la convergence des yeux, obligée de se faire en deçà de 10 à 15 centimètres, est ou très difficile ou même matériellement impossible.

Pour faciliter la vision binoculaire, on s'attachera encore à améliorer l'acuité visuelle par la correction de l'astigmatisme, à égaliser la réfraction des deux yeux dans le cas d'anisométropie.

Les prismes à base nasale facilitent aussi le fusionnement dans le strabisme divergent latent et favorisent ainsi le développement de l'innervation de convergence chez les enfants.

Les exercices stéreoscopiques, qui agissent en sollicitant artificiellement le fusionnement, trouvent aussi leur indication dans le strabisme divergent latent et dans le strabisme périodique.

Ces différents moyens optiques qui, je le répète, sont peu efficaces dans le strabisme divergent lorsqu'ils sont employés seuls, peuvent au contraire rendre de réels services pour compléter et consolider les résultats du traitement chirurgical. Le vice de développement de l'appareil sensoriel est, en général, moins prononcé que dans le strabisme convergent, à cause de l'apparition plus tardive de la déviation, et de sa persistance plus longue à l'état du strabisme périodique. Il en résulte que le rétablissement de la vision binoculaire est plus facile à obtenir.

Le strabisme divergent fixe, de si faible degré qu'il soit, n'est justiciable que du traitement chirurgical. L'opération sera même nécessaire dans la plupart des cas de strabisme périodique.

Le fait dominant qui distingue le traitement chirurgical du strabisme divergent, c'est que, pour une même opération, l'effet est en général moindre que dans le strabisme convergent. C'est surtout dans la ténotomie du droit externe, comparée à celle du droit interne, que cette différence est accusée. Elle est d'autant plus singulière que les rétractions fibreuses, qui constituent le principal obstacle à l'effet opératoire dans le strabisme convergent, ont incontestablement un rôle moins

important dans le strabisme divergent où l'élément nerveux
domine toujours. Il faut donc chercher ailleurs la cause de
cette particularité.

Elle réside surtout dans la différence d'évolution des deux
formes de strabisme que nous sommes obligés d'invoquer pour
chaque mode de traitement. Le trouble d'innervation de convergence, au lieu de diminuer et de se transformer comme
dans le strabisme convergent, s'aggrave toujours dans le même
sens jusqu'à produire l'abolition complète de cette innervation. Ajoutons que les globes oculaires, privés de ce régula-
teur de leur position, ont de la tendance à se mettre naturellement en divergence pour des raisons d'ordre physique.

A cette cause générale qui influence tous les procédés, quels
qu'ils soient, il y en a une autre qui est spéciale à la ténotomie pour reculement. Si le strabisme résidait dans une différence de force des muscles, on ne voit pas trop pourquoi la
ténotomie du droit externe donnerait moins d'effet que celle
de l'interne. C'est même le contraire qui devrait se produire,
car l'externe est plus long, son enroulement sur le globe plus
prononcé à cause de l'obliquité de sa direction, ses expansions
capsulaires au bord de l'orbite moins fortes que celles de l'interne, autant de circonstances qui devraient favoriser l'effet
de la ténotomie pour reculement. Mais le strabisme n'est pas
un trouble musculaire, c'est un trouble d'innervation de convergence et ce trouble d'innervation retentit sur les mêmes
muscles, dans le strabisme divergent et dans le convergent.
Ces muscles, ce sont les droits internes. Si les externes sont
influencés par l'innervation de convergence, ce n'est qu'à ti-
tre de modérateurs, leur rôle est accessoire (1). La cause immédiate de la déviation réside donc dans les droits internes
pour le strabisme divergent comme pour le convergent. Il en
résulte que dans la ténotomie du droit interne, nous agissons
directement sur le muscle qui est le siège du trouble d'innervation, tandis que dans la ténotomie de l'externe nous n'agis-

(1) Je ne crois pas qu'il y ait un centre d'innervation spécial pour la divergence. Les faits que j'ai qualifiés de paralysie de la divergence dans mes premières communications (*Archiv. de neurologie*, mars 1883) appartiennent en
réalité à de la contracture de la convergence, ainsi que je l'ai reconnu dans
une communication plus récente. *l'aralysie et contracture de la convergence*.
Société d'opht. de Paris, 1889.

sons qu'indirectement. Si nous ajoutons que le trouble nerveux est de nature différente dans les deux cas, que les contractures cèdent plus facilement à notre action thérapeutique que les paralysies, nous aurons l'explication de la différence d'effet entre la ténotomie du droit externe et celle de l'interne.

Ces mêmes considérations nous amènent à conclure que, dans le strabisme divergent, l'avancement du muscle droit interne est plus rationnel que le reculement de l'externe, puisque nous agissons directement sur le muscle dont il faut augmenter l'action. Effectivement, l'expérience clinique a démontré que l'avancement musculaire trouve sa véritable indication et sa principale utilité dans le strabisme divergent.

Il ne faudrait pas cependant renoncer à la ténotomie simple des externes dans le strabisme divergent. L'opération a toujours pour elle l'avantage de sa grande simplicité ; on a d'ailleurs toujours la faculté d'agir sur les deux yeux quand une première ténotomie est insuffisante, et nous n'avons pas, comme dans la ténotomie des internes, à redouter les effets éloignés de l'opération. Mais on ne peut guère demander à une ténotomie simple de l'externe un effet supérieur à 10 degrés et en la pratiquant il ne faut pas perdre de vue que l'effet immédiat doit être supérieur à l'effet définitif que l'on désire. Il est d'ailleurs assez difficile d'apprécier l'effet immédiat de l'opération dans le strabisme divergent à cause de la mobilité du degré de déviation. Si l'on emploie le chloroforme, il faut savoir que, contrairement à ce qui a lieu pour le strabisme convergent, la déviation divergente s'exagère pendant le sommeil.

En combinant la ténotomie de l'externe avec l'avancement capsulaire on peut obtenir des effets beaucoup plus prononcés. Mais si l'avancement de la capsule remplace avantageusement celui du muscle dans le strabisme convergent, je ne crois pas qu'il conserve la même supériorité dans le strabisme divergent où il y a tout intérêt à utiliser l'accroissement de force qui donne le déplacement de l'insertion musculaire.

Lorsque la déviation fixe dépasse 15 à 20°, l'opération de choix est donc l'avancement du muscle interne combinée avec le reculement de l'externe, et lorsque cette déviation dépasse 30°, on sera le plus souvent obligé d'opérer les deux yeux.

L'indication de l'avancement musculaire déjà formelle pour
les degrés un peu élevés de strabisme divergent ordinaire,
l'est naturellement plus encore dans le strabisme secondaire,
pour lequel d'ailleurs l'opération a été imaginée. Dans les cas
de ce genre, on n'a pas à lutter seulement contre le défaut
d'innervation de convergence, mais aussi contre le reculement effectif et exagéré du droit interne. Comme le tendon se
trouve en général très éloigné de la cornée, nous ne sommes
pas gênés par le voisinage de cette membrane, qui limite l'é-
tendue du déplacement dans les cas ordinaires. Aussi, dans
le strabisme secondaire peut-on obtenir des effets beaucoup
plus considérables. On devra chercher à agir fortement sur
la capsule, si la fente palpébrale est agrandie. Cet agrandissement résultant du débridement trop considérable de la membrane fibreuse, nous avons ainsi un moyen d'y remédier directement.

Quant aux opérations purement capsulaires, je les crois
beaucoup moins indiquées et moins utiles que dans le strabisme convergent. N'ayant pas cependant une expérience suffisante sur la question j'évite de formuler une opinion ferme
à cet égard.

Strabisme supérieur et inférieur. — Le strabisme exclusivement supérieur ou inférieur est toujours de nature paralyti-
que, nous n'avons pas à nous en occuper ici.

Dans le strabisme concomitant, surtout dans le convergent,
il peut arriver que la déviation horizontale s'accompagne
d'un certain degré de déviation en haut. Quand le strabisme
n'est pas trop ancien, il n'y a pas lieu de s'en occuper, la déviation verticale disparaît avec la correction de la déviation
horizontale. Quand le strabisme est très ancien, au contraire,
la déviation supérieure peut être entretenue par la rétraction
fibreuse, tout comme la déviation horizontale, et il y a lieu
d'en tenir compte dans le traitement.

Dans les faibles degrés, on pourra y remédier en débri-
dant plus largement la capsule en haut qu'en bas. Lorsque la
déviation verticale persiste après la correction du strabisme
convergent ou divergent il y a lieu de faire une ténotomie
du droit supérieur. Elle donne peu de chose, il est vrai, mais

dans le strabisme concomitant les déviations de ce genre sont en général très faibles.

Il est d'usage de rapprocher du traitement du strabisme divergent celui de l'*asthénopie* dite *musculaire*, qui a en effet certains rapports avec le strabisme latent. Mais cette étude nous entraînerait dans des développements que ne comporte pas ce rapport déjà trop long. Sans contester d'ailleurs que l'asthénopie puisse accompagner le strabisme divergent au début, les deux ordres de faits n'en sont pas moins distincts.

Je ne crois pas plus à l'asthénopie musculaire qu'au strabisme musculaire. Ce que l'on appelle, depuis de Græfe, l'asthénopie musculaire est de l'asthénopie par trouble de l'innervation de convergence. Le plus souvent cette asthénopie, surtout dans les formes graves, est une affection névropathique qui n'a pas de rapport avec ce strabisme. Quand elle existe dans le strabisme latent véritable, elle est souvent transitoire, subissant les influences de l'état général et reconnaissant aussi, pour une certaine part, un caractère névropathique.

Il y a toutefois chez les myopes une cause de fatigue d'une autre nature qui réside dans la nécessité de converger davantage. Nous savons d'autre part que ces conditions physiques, par les obstacles qu'elles opposent à la vision binoculaire, prédisposent au strabisme. Mais c'est surtout chez les myopes qui n'ont pas de tendance à loucher et qui ne sacrifient pas facilement la vision binoculaire que ces conditions physiques deviennent une cause de fatigue. Chez les individus qui penchent franchement vers le strabisme il n'y a pas d'asthénopie et l'asthénopie fait défaut parce que le trouble d'innervation de convergence qui caractérise le strabisme, s'accompagne d'une modification corrélative de l'appareil sensoriel, d'un défaut de tendance au fusionnement, qui fait que l'individu sacrifie avec la plus grande facilité la vision binoculaire. A ce point de vue, on peut dire qu'il y a un antagonisme marqué entre le strabisme et l'asthénopie. Il y a plus encore, le défaut de fusionnement, entraînant l'exclusion facile de la vision binoculaire et par suite la suppression de l'asthénopie inhérente au fonctionnement binoculaire est, le plus souvent, dans le strabisme divergent, le fait initial qui détermine le défaut de convergence et le strabisme. Donders a donc quelque peu faussé la signification des faits, dans la conclusion de son travail, en présentant le strabisme divergent ou convergent comme un dérivé immédiat de l'asthénopie, comme un moyen employé par le malade pour la faire cesser. La vérité est que cette asthénopie, qui devrait exister au début de tout strabisme, fait presque toujours défaut, et elle fait défaut pour les raisons que je viens d'indiquer.

Ainsi, bien que l'asthénopie de convergence et le strabisme se rapportent au trouble d'une même fonction, bien que les mêmes moyens de traitement tels que les verres correcteurs, les prismes, la ténotomie, soient applicables aux deux affections, il y a lieu de ne pas les confondre et d'en faire une étude distincte.

Imp. G. Saint-Aubin et Thevenot, St-Dizier, 30, passage Verdeau, Paris.